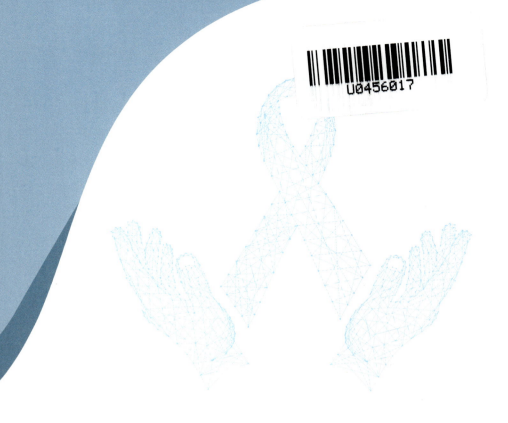

互联网艾防直播
干预手册

HULIANWANG AIFANG ZHIBO

GANYU SHOUCE

主编 时同鑫 柏建芸

天津社会科学院出版社

图书在版编目（CIP）数据

互联网艾防直播干预手册 / 时同鑫，柏建芸主编.
天津 : 天津社会科学院出版社，2025. 6. -- ISBN 978
-7-5563-1092-0

Ⅰ. R512.91-39

中国国家版本馆 CIP 数据核字第 2025D3H168 号

互联网艾防直播干预手册

HULIANWANG AIFANG ZHIBO GANYU SHOUCE

选题策划：韩　鹏
责任编辑：吴　琼
责任校对：王　丽
装帧设计：高馨月
出版发行：天津社会科学院出版社
地　　址：天津市南开区迎水道 7 号
邮　　编：300191
电　　话：（022）23360165
印　　刷：天津市宏博盛达印刷有限公司
开　　本：710×1000　　1/16
印　　张：13.75
字　　数：200 千字
版　　次：2025 年 6 月第 1 版　　2025 年 6 月第 1 次印刷
定　　价：88.00 元

版权所有　翻印必究

编写委员会

主　编：时同鑫　柏建芸

副主编：郭　燕　刘　轶　杨　杰

编　委：赵芳凝　候金余　张　宇　何　欢　王　玉

　　　　魏　薇　王　康　刘凤利　钱　诚　王雪松

　　　　徐　鹏　董笑月　武子明

致谢

感谢天津市疾病预防控制中心性病艾滋病预防控制所于茂河主任对本书撰写提供的宝贵指导。

感谢以下社会组织及工作人员积极参与本书的撰写与试用，并及时反馈使用意见和建议。

北国之春公共卫生健康咨询服务中心	顾倾城
贵州省爱之缘关爱协会	李向宇
杭州市钱塘区海岸公益服务中心	夏 杰
合肥市庐阳区青卫公共健康服务中心	高 攀
青岛青同防艾志愿服务中心	王光辉
沈阳市铁西区蔚蓝社会工作服务中心	邢思文
石家庄同行工作组	贾 策
天津深蓝公共卫生咨询服务中心	刘 昶、孙 羽
新疆天同公益	肖 逸

前　言

　　随着电子设备的普及和社交空间的拓展，艾防干预对象的活动场所也不再局限于传统的线下场所和各种线上交友软件，而是在保留原有场景的前提下向更为即时和扁平化的互联网直播领域拓展。各交友软件也顺应这一趋势，在传统点对点交流或交友群之外，不断开发和优化其直播互动功能，交友的需求不断刺激运营商开发新的功能，各种新的交友互动场所和功能就为传统互联网干预开辟了新的场景。我们关注到在实际工作中已经有部分机构甚至个人开始使用互联网直播作为艾防重点对象干预的新手段，并取得了一些成果。借助互联网直播进行艾防干预，既能实现普遍指导，又能做到个案咨询，是综合干预发挥"互联网＋"平台优势的创新干预手段。

　　天津深蓝公共卫生咨询服务中心（以下简称"天津深蓝"）在天津市疾病预防控制中心、天津市河西区疾病预防控制中心的支持下，于2021—2023年开展了多场次、多主题的互联网艾防直播干预工作，一方面积累了大量通过直播这一新兴形式进行干预的实操经验，另一方面也整理汇总了在直播干预过程中常见的互动问答，希望本手册可以为致力于通过互联网直播进行艾防干预的疾控中心和社会组织工作人员以及个人提供一定的参考，共同营造更加安全向上、和谐健康的社交环境，让更多干预对象获得科学健康的交友理念，实现对目标人群普遍干预与精准干预的结合。

　　由于艾滋病理论更新和研究进展较快，互联网直播技术也发现迅速，本书内容难免有疏漏和不足之处。希望广大读者不吝赐教，提出宝贵意见和建议。

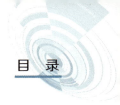

目　录

次目录 互联网艾防直播干预常见问题与解答

第一章　互联网直播干预概述

一、定义

互联网直播艾防干预是以传播艾滋病防控相关知识和信息为主题，以互联网直播平台用户为干预对象，通过互联网直播的形式，对干预对象行为进行干预的一种方式。这里说的"互联网直播"指的是通过互联网社交平台，借助其直播功能，以新媒体平台进行直播的形式，与传统电台、电视台媒体直播在行为主体和互动渠道上明显不同。同时，使用会议软件进行科普等行为的干预方式亦不在"互联网直播干预"的范畴中。

二、特点

（一）即时互动性

直播干预过程中，主播可以随时对观众或粉丝提出的问题进行解答，而非传统的"留言—等回复—回复"形式。互联网直播的艾防干预形式可以让干预对象通过文字、图片、声音、视频全面地了解宣教信息和最新的疾病防治动态。同时，干预对象只需要在想观看直播的时候打开身边携带的便携式通信终端，通过网络连接，即刻就能观看到偏好的直播内容。受众与主播间可通过弹幕、点赞、送礼等方式展开一对一、一对多、多对一的即时互动，娱乐性、反馈性、感染力更强，但也可能滋生难以管控的问题，需要主播有一定经验和控场能力。

（二）灵活性

传统的广播电视媒体宣教受到线性传播的限制，如：宣教内容播出完后，如果想重复观看，只能等待重新播出，受众没有自主选择的权利，这样让受众十分被动。而网络媒体解决了这样的矛盾，网络进行直播后，相关的视频资料依然可以贮存在网络平台上，受众如果错过了直播观看，依然可以在任何时间，通过网络平台观看录制的视频，这样的观看更加灵活，更加贴近受众。

（三）碎片化

网络直播的受众不像电视媒体受众一样会在固定时段收看固定内容，大多数情况下都是受众在空余时间、碎片时间观看，且只有在特定的时间进入特定的直播间才能收到干预信息，因此绝大多数受众无法全程受到成体系的干预宣教，因此通过互联网直播进行艾防干预所输出的信息对干预对象来说有可能是碎片化的。

三、适用人群

（一）干预实施者

适用于具备相应艾防干预经验，且具备一定直播操作能力和意愿的人，干预实施者可以是政府机构、医疗卫生机构或社会组织中实施艾防干预宣教工作的人员，或有志于为艾防工作贡献力量的社交平台个人用户。

（二）干预对象

适用于具备便携式通信终端，如智能手机、电脑、平板等设备，且具有在社交平台使用其直播功能观看直播习惯的部分干预对象。

四、应用原则

（一）保密原则

在互联网直播干预过程中，对咨询者或以往服务对象个人隐私的保密，是做好直播干预的首要工作原则。对于服务对象不慎泄露的个人信息有义务进行提醒和必要的保护。

直播干预过程中，可以对直播间人员账号信息进行隐藏，使其他用户点击头像也无法查看。

（二）合作原则

开展互联网直播艾防干预工作，应加强各级疾病预防控制中心、相关医疗卫生机构、相关社会组织等各部门的沟通与合作。

如与 CDC（疾病预防控制中心）和相关医疗卫生机构建立个案确证检测、感染者治疗、性病诊治等方面密切合作的线下转介机制，与项目支持机构配合做好信息资料的收集上报、督导、有关的专题调研等工作，与直播干预实施人员做好时间规划、嘉宾协调等工作。

合作是为了更好地为干预对象提供及时、全面和优质的服务。

（三）职业关系原则

在开展互联网直播干预工作过程中，工作人员与服务对象之间应保持服务与被服务的单一职业角色与关系。工作人员要避免个人情感和利益的卷入，避免利用工作之便发生诸如交朋友、索要好处等影响工作人员和组织机构声誉的事件。

（四）服务原则

在开展互联网直播干预工作过程中，工作人员只能为服务对象提供服务范围内的服务，超出服务范围的，应礼貌回绝，减少或避免麻烦和冲突。

工作人员应该尊重服务对象的个人行为和爱好习惯，不应对服务对象的行为和观点进行评判。

（五）风险规避原则

在开展互联网直播干预工作过程中，工作人员应根据互动提问人员提供的信息本着客观全面的原则进行概括性解答，在必要信息不足的情况下可建议其私信提供必要信息，只做客观的事实陈述，不给决定性的答案，切勿随意下定论；同时避免使用过于绝对化的词句和敏感词汇，只陈述事实、提供建议，规避直播内容的风险对工作人员和组织机构造成不利影响。

第二章　互联网艾防直播干预的开展条件

本章主要介绍进行"互联网艾防直播干预"需要准备的直播干预平台基础、直播干预团队人员要求以及直播干预过程中对于硬件设施的要求。在完善的准备下开展互联网艾防直播干预是实现干预目标的基础。

一、平台准备

（一）平台选择

1. 平台现状分析

观看直播已经成为当代生活中人们娱乐、获取咨询、学习课程、购物等的重要渠道之一。通过直播，主播和用户之间能够更好地互动，满足了各种场景的使用。但其实不同细分领域适用的直播平台也是有区别的，当下热门的直播平台有很多，大家熟悉的直播平台有淘宝、快手、抖音、虎牙、斗鱼等，虽然都是直播平台，但是针对的领域有所区别。例如，虎牙、斗鱼针对游戏领域；而淘宝则针对电商领域；快手、抖音涉及的领域则比较广泛，很多美食、娱乐、旅游、电商等主体初入直播的领域都会选快手、抖音这些大热门平台。此外，很多社交软件也开辟了直播的"战场"，并且在运营过程中也积累了大量的忠实用户，比如小红书，还有艾防领域必不可少的软件 Blued、翻咔等。

平台简介

（注：以下简介均来自网络，而非本书编委定义。）

抖音

抖音，是由字节跳动孵化的一款创意短视频社交软件。该软件于 2016 年 9 月 20 日上线，是一个面向全年龄用户的短视频社区平台，用户可以通过这款软件选择歌曲,拍摄短视频形成自己的作品。

快手

快手是北京快手科技有限公司旗下的产品。快手的前身,叫"GIF 快手",诞生于 2011 年 3 月,最初是一款用来制作、分享 GIF 图片的手机应用软件。2012 年 11 月,快手从纯粹的工具应用转型为短视频社区,用于用户记录和分享生产、生活的平台。后来随着智能手机、平板电脑的普及和移动流量成本的下降,快手在 2015 年以后迎来市场机遇。

小红书

小红书是年轻人的生活方式平台,于 2013 年在上海创立。小红书以"Inspire Lives 分享和发现世界的精彩"为使命,用户可以通过短视频、图文等形式记录生活点滴,分享生活方式,并基于兴趣形成互动。截至 2019 年 10 月,小红书月活跃用户数已经过亿,其中 70% 的用户是 90 后,并持续快速增长。

斗鱼

斗鱼是一家弹幕式直播分享网站,为用户提供视频直播和赛事直播服务。斗鱼的前身为 ACFUN 生放送直播,于 2014 年 1 月 1 日起正式更名为斗鱼。斗鱼以游戏直播为主,涵盖了娱乐、综艺、体育、户外等多种直播内容。

Blued

Blued 是一款倡导积极健康公益生活的兴趣社交软件。基于精准的地理定位,你可以发现和找到身边志同道合的朋友,查看他们的个人资料、动态和相册,根据自己的兴趣爱好进行多维度匹配,加入不同的兴趣群组与大家互动。你还可以随时向感兴趣的网友发送消息、语音、照片和小视频。另外,还有新鲜、好玩的直播功能,你可以关注喜欢的主播或自己申请成为主播,随时随地通过视频直播分享你的真实生活。

除了为垂直人群提供方便、快捷的通讯社交服务外,Blued 还积极推动利用移动互联网和社交新媒体开展艾滋病防治宣传,促进社会公益事业发展。

通过与各级政府、社区组织和国际机构开展合作、开放公益平台,Blued 积极参与 MSM 人群中的 HIV 防控、多元文化倡导和反歧视等公益工作。你可以使用 Blued "预约检测功能" 找到离你最近的公益检测点,预约安全、免费的公益检测和咨询服务,也可以随时浏览和找到丰富、权威的健康公益信息。

翻咔

翻咔是一款基于兴趣算法和地理位置的社交软件。通过"翻咔"和"附近"等推荐、自定义的筛选功能,用户每次打开翻咔都能即时找到心仪的朋友进行交流。除了通过照片、视频、聊天,用户还可以成为主播或观看直播,与各城市的朋友即时互动,找到更多喜欢的人。

知乎

知乎,是一个中文互联网高质量的问答社区和创作者聚集的原创内容平台,于 2011 年 1 月正式上线,以"让人们更好地分享知识、经验和见解,找到自己的解答"为品牌使命。

知乎凭借认真、专业、友善的社区氛围、独特的产品机制以及结构化和易获得的优质内容,聚集了中文互联网科技、商业、影视、时尚、文化领域最具创造力的人群,已成为综合性、全品类、在诸多领域具有关键影响力的知识分享社区和创作者聚集的原创内容平台,建立起了以社区驱动的内容变现商业模式。

哔哩哔哩

英文名称:bilibili,简称 B 站,是中国年轻一代高度聚集的文化社区和视频网站,该网站于 2009 年 6 月 26 日创建,被网友们亲切地称为"B 站"。

B 站早期是一个 ACG(动画、漫画、游戏)内容创作与分享的视频网站。经过十年多的发展,围绕用户、创作者和内容,构建了一个源源不断产生优质内容的生态系统,B 站已经涵盖 7000 多个兴趣圈层的多元文化社区。2022 年 2 月,哔哩哔哩直播上线开播前人脸认证功能,确保开播人与实名认证者一致,后续逐步在各个分区开放。

2.平台选择

目前可以用于进行网络直播的平台数量繁多，深蓝中心根据多年来开展艾防宣教工作积累的经验，对一些具备直播功能的常见平台围绕以上标准由高到低分为 A、B、C 三个等级（如下表所示）。干预人员应根据干预目标人群的特征和使用偏好对直播干预平台进行筛选，应选择在目标人群用户数量大、聚集性高、社群文化成熟、互动频率高，并且可以兼顾本地和外地干预对象的平台进行直播干预。

平台	总用户体量	干预对象、目标人群占比	社群文化成熟水平	互动效果
抖音	A	C	C	B
快手	A	C	C	B
今日头条	A	C	C	B
新浪微博	A	C	C	C
百度贴吧	A	C	C	B
哔哩哔哩	A	C	A	B
知乎	A	B	B	A
Blued	A	A	A	A
翻咔	B	A	A	B
小红书	B	B	A	B

（二）平台注册认证

1.机构账号申请认证

以抖音平台为例，机构申请认证官方账号需在抖音创作服务平台进行注册和认证，按照账号主体大致分为以下几类：政府机构、慈善组织、媒体及其他组织，所需的认证材料均为机构的营业执照（副本原件的拍照或扫描件）以及机构开具并盖章的认证申请公函，但具体细节各不相同。本书列举的申请表及公函等仅为示例，如有变化以实际更新版本为准。此外，无论是哪种机构类型，均须指派和授权专人运营该账号。

（1）政府机构注册认证

政府机构是指中央及全国各级各地行政机关、行政机关直属机构、党群机关、参照公务员法管理的事业单位，在艾防干预领域一般为各级或各地疾病预防控制中心、卫生健康委员会、疾控局，或者一些公立医院。其设立往往是政府行为而无需通过所谓营业执照进行登记注册，那么其在申请入驻平台时需要专门填写《政府机构入驻抖音申请信息表》，内容大致如下：

政府机构入驻抖音申请信息表

编号：　　　　　　　　　　　　　　　　申请日期：

机构（单位）全称				
官网	（注：无则免填）			
单位所在地		单位规模	（注：人数）	单位性质
抖音号		认证信息		（如：最高人民检察院官方抖音账号）
运营人员姓名		部门与职位		
运营人员联系电话		电子邮箱		
抖音联系人	（注：指抖音是否有员工与贵单位联系，选填）	所在部门		（注：指抖音联系人所在的部门选填）

《入驻申请公函》格式内容大致如下：

入驻申请公函

单位名称：

抖音账号用途：（如：政务信息发布、公益服务等）

本机构账号（抖音号：_____）是由_____（注：机构名称）注册，并由_____（注：请填写姓名、身份证号）负责今后的内容运营及维护，同时授权抖音平台使用本单位官方网站（网址：_____（选填））及微信公众号（ID号：_____（选填））上的内容。本单位承诺：所发布内容遵照国家法律法规、政策及网络安全的相关规定。

盖章/签字：

日期：_____年____月____日

需要注意的是，此申请表及公函仅用于政府机构入驻抖音审核及收集存档，请务必如实填写。此外，《入驻申请公函》需要加盖公章，盖章字样须与页面填写的机构名称一致。最后由申请人将加盖公章的《入驻申请公函》照片或扫描件发送至平台对接工作人员启动审核程序即可。

（2）慈善组织注册认证

慈善组织则是以慈善为目的对他人进行帮助的非营利组织。慈善组织是非营利组织的一种，它通过募捐，把一定的资金或财物集中起来，然后分配给有需要的人。慈善组织可以通过网络平台发布募捐信息，但并不是所有的网络平台都可以发布募捐信息。目前，依照《民政部关于发布慈善组织互联网公开募

捐信息平台名录的公告》(民政部公告第434号),腾讯公益、淘宝公益、支付
宝公益、新浪微公益、京东公益、百度公益、公益宝、新华公益、轻松公益、联
劝网、广益联募、美团公益、滴滴公益、善源公益、融e购公益、水滴公益、苏
宁公益、帮帮公益、易宝公益、中国社会扶贫网20家互联网募捐信息平台可以
为慈善组织提供募捐信息发布服务。因此,慈善组织在多数平台只能通过开展
互联网直播对自身工作进行宣传,扩大机构影响力,但不能用于募捐。其认证
申请公函需要对这一点进行单独约定,内容大致如下:

抖音机构认证申请公函

　　申请人单位为_____(请填写单位全称),网站为(网
址:_____)(选填)的主办单位/合法运营单位。本单位申请入驻
抖音,抖音账号名称为:_____。

　　本单位确认授权委托指定_____(请填写姓名、身份证
号)为负责该抖音账号日常内容发布维护、管理的运营人,联系邮箱
为_____。本单位确认上述邮箱代表本单位向抖音发送、回复
需求及确认内容。

　　1. 本单位合法有效存续,提交资料真实无误,不可撤销地授权抖音
自行或委托第三方对提交的资料进行核实。本单位对抖音账号上传发布
的内容享有著作权或已获合法授权(含转授权),并授权在抖音和/或其
关联公司产品使用。

　　2. 本单位承诺不在抖音平台通过任何方式发布任何与募捐、捐款、
捐赠等有关的内容,包括但不限于通过视频、标题、标签、评论等发布网
站链接、手机号码、收款二维码、微信公众号、微博账号等内容。如有违

反本公函的行为，抖音有权进行处理，对于情节恶劣的情况，将永久封禁抖音号。

3. 本单位理解并确认：该抖音账号的使用权属于通过资质审核的单位主体，该抖音账号自注册产生的权利义务均由本单位承担。抖音内容发布维护、管理应遵守国家法律法规、政策、《抖音用户协议》《抖音隐私协议》及平台管理规范等相关规定。如有违反，由本单位承担全部责任。

特此确认。

盖章：（请在此处加盖单位公章）

运营人签字：

日期：_____年___月___日

（3）媒体及其他组织注册认证

媒体指的是报纸、杂志、电视、电台、通讯社或其他以传播信息为主的组织机构，其他组织指的是学校以及自媒体、工作室、社会组织等知名机构团体，申请公函形式内容大致如下：

抖音机构认证申请公函

申请人单位为_____（请填写单位全称），网站为（网址：_____）（选填）的主办单位/合法运营单位。本单位申请入驻抖音，抖音账号名称为_____。

本单位确认授权委托指定_____（请填写姓名、身份证号）为负责该抖音账号日常内容发布维护、管理的运营人，联系邮箱为_____。本单位确认上述邮箱代表本单位向抖音发送、回复需求及确认内容。

1. 本单位合法有效存续，提交资料真实无误，不可撤销地授权抖音自行或委托第三方对提交的资料进行核实。本单位对抖音账号上传发布的内容享有著作权或已获合法授权（含转授权），并授权在抖音和／或其关联公司产品使用。

2. 本单位理解并确认：该抖音账号的使用权属于通过资质审核的单位主体，该抖音账号自注册产生的权利义务均由本单位承担。抖音内容发布维护、管理应遵守国家法律法规、政策、《抖音用户协议》《抖音隐私协议》的相关规定。如有违反，由本单位承担责任。

特此确认。

盖章：（请在此处加盖单位公章）

运营人签字：

日期：_____年____月____日

需要注意的是，盖章字样请与页面填写的企业／组织／机构名称、营业执照／组织机构代码证名称一致；上传的公函须为加盖机构公章的彩色图片。

以 Blued 淡蓝公益机构认证为例，机构入驻淡蓝公益除需提供账号基本信息外，还需签订《Blued 公益平台防艾机构认证服务协议书》并提供账号运营授权书，社会组织需要提供由当地疾控中心等官方机构出具并盖章的《Blued 公益平台艾防官方机构合作证明函》，并提供相应的工作证明材料。

最重要的一点是，机构认证的前提是该组织已通过民政或其他部门登记注册，取得正式合法的法人身份，对于未经过登记注册的社会组织，建议不要轻易使用明显的机构名称进行个人注册，以免在审核和使用过程中因内容或名称不当受到平台惩罚性处理。

2. 个人账号申请认证

个人注册和认证平台账号的流程较为简单，一般来说按照平台指引进行个人信息注册和实名认证即可，如果涉及直播打赏提现功能，可能需要绑定个人名下的银行卡账户。

但值得注意的是，为减少因平台审核严格造成的惩罚性账户处理，个人通过互联网直播进行艾防宣传活动时，应注意避免使用一些常见的涉疫、涉性的词句，必要时建议用社群较为熟知的语言进行替代，如"安全套""避孕套"可以用"小雨伞"替代，"插入式性行为"可以用"为爱鼓掌"替代，"群P"等多人性行为可以用"多人运动"替代，此外，多使用社群语言也有利于快速缩小主播与目标观众的距离感，塑造熟悉社群文化的主播形象。

（三）平台使用规范

1. 账号使用行为规范

以 Blued 公益平台行为规范为例，Blued 公益平台根据现行法律法规及《Blued 公益平台用户协议》，制定《Blued 公益平台行为规范》。Blued 公益平台用户在 Blued 公益平台的活动须遵守现行法律法规。Blued 公益平台将按照相关法律法规及用户协议规则，对违规行为进行相应的处理。账号使用过程中一旦被认定涉及以下行为，该账号及使用者可能面临平台对账号的惩罚性处理，情节严重的可能会将相关账号移交司法机关。

行为种类	具体行为列举	处理办法
1. 发布色情及色情擦边内容的行为	散布淫秽、色情内容，包括但不限于招嫖、约炮等内容	违反以上行为的，视情节轻重，关闭账号的部分功能，限制与其他人的互动。屡犯者，可能冻结账号或封禁设备，不能再使用 Blued 公益平台
	发布带有色情暗示、挑逗和引起他人色情感受的音频、文字、图片、外部网站链接、二维码等内容	

续表

行为种类	具体行为列举	处理办法
2. 在平台上发布任何广告相关信息的行为	微商、招聘、信用卡、贷款、化妆品、数码产品、淘宝店铺、整容整形等广告	违反以上行为的，将删除资料或动态广告信息。屡犯者，视情节轻重，关闭账号的部分功能
3. 在平台上发布任何收费活动、收费商品等广告信息		
4. 使用机构认证账号在平台上发布任何个人行为信息、非本机构服务范围内的推广信息		
5. 威胁、污蔑诽谤以及辱骂他人的行为		违反以上行为的，视情节轻重，关闭账号的部分功能，限制与其他人的互动。屡犯者，可能冻结账号，不能再使用 Blued 公益平台
6. 频繁发送相同的信息给大量用户的行为		
7. 盗用他人资料的行为	擅自发布、使用他人已经登记注册的企业名称或商标，侵犯他人企业名称专用权及商标专用权	违反以上行为的，视情节轻重，关闭账号的部分功能，限制与其他人的互动。屡犯者，可能冻结账号，不能再使用 Blued 公益平台
	擅自发布、使用他人名称、照片、身份证号码，侵害他人名誉权、肖像权等合法权利	

行为种类	具体行为列举	处理办法
8. 冒充 Blued 官方账号的行为	发布、使用、恶搞 Blued 公益平台 LOGO 等已有知识产权内容相同、相似的字样，或者容易与目前已有 Blued 公益平台产品设计主题、外观等相混淆的内容	违反以上行为的，视情节轻重，将关闭账号的部分功能，限制与其他人的互动。屡犯者，可能冻结账号，不能再使用 Blued 公益平台
	恶意中伤、侮辱、调侃 Blued 公益平台科技以及相关产品和技术	
9. 违反国家现行法律法规的行为	反政治活动：反对宪法所确定的基本原则、危害国家安全、颠覆国家政权、煽动民族仇恨、宣扬邪教和封建迷信、非法集会等	违反以上行为的，视情节轻重，关闭账号的部分功能，限制与其他人的互动。屡犯者，可能冻结账号，不能再使用 Blued 公益平台。同时会将相关账号移交司法机关
	买卖毒品、买卖假币、买卖枪支弹药以及管制刀具、买卖违禁药物、买卖假证等。以骗取钱财为目的的虚假社交行为，诈骗话费或产生非正常高消费行为（话费托、酒托、饭托等）	
	发布的信息含有聚众赌博、传授赌博（千术）技巧等内容	
	雇佣、引诱他人从事恐怖、暴力等活动	

续表

行为种类	具体行为列举	处理办法
10. 发布钓鱼网站链接、含木马病毒的网站链接和二维码等可能会对用户造成信息安全影响的内容		违反以上行为的，视情节轻重，关闭账号的部分功能，限制与其他人的互动。屡犯者，可能冻结账号，不能再使用 Blued 公益平台。同时可能会将相关账号移交司法机关
11. 使用外挂及其他恶意行为	未经 Blued 公益平台书面许可使用插件、外挂或其他第三方工具、服务接入 Blued 公益平台以及相关系统 使用外挂、人工进行刷注册、刷曝光、刷粉丝、刷赞、刷动态、刷评论等影响 Blued 公益平台正常运营的行为	违反以上行为的，视情节轻重，将关闭账号的部分功能，限制与其他人的互动。屡犯者，可能冻结账号，不能再使用 Blued 公益平台。同时可能会将相关账号移交司法机关
	恶意攻击 Blued 公益平台及相关系统的行为	
	恶意收集 Blued 公益平台系统或其他 Blued 用户的个人信息的行为	
	制作、发布与以上行为相关的方法、工具，或对此类方法、工具进行运营或传播的行为	

　　* 限制与陌生人交流的功能包括但不限于：禁止发言、禁止打招呼、禁止评论他人动态、禁止观看直播、禁止创建和加入群组等限制部分使用功能的处罚，情节特别严重的还将受到账号封禁直至注销的处罚。

　　2. 直播行为规范

　　Blued 公益平台根据现行法律法规及《Blued 公益平台用户协议》，制定《Blued 公益平台直播行为规范》。平台在直播过程中会对账号使用情况进行监管，按照不同违规行为进行不同程度的惩罚性处理。

禁止的违规使用行为	平台处理办法
1. 故意伤人、传播淫秽色情、贩卖枪支弹药、吸毒 2. "台独""藏独""疆独"、反动、非法集会 3. 诈骗、传销、聚众赌博 4. 中国领导人恶作剧、政公检法商制服及人员和办公行为 5. 法轮功、全能神、反同条目 6. 宣扬有悖于人类普遍道德行为，包括但不限于涉及种族歧视、种族灭绝、动物虐待的表演 7. 在软件内出现恶意拉主播以及用户去外站发展	永久禁播并封停账户处理
1. 性挑逗性质的表演，如表演时抚摸或展露敏感部位，做出有可能使人联想到色情行为的动作 2. 谈论性经验、性生活、性器官、性药等，或模仿带有性挑逗性质的声音 3. 宣扬涉及一夜情、SM 等不符合主流伦理道德的信息 4. 主播发布包含色情内容的黄色网链接、淫秽视频 5. 进行脱衣舞等具有挑逗性的表演 6. 赤身表演或者将臀部、大腿内侧、胸部等不适宜外露的部位展示在视频上 7. 拨打 110,119,112 等类似性质电话	禁播 3—7 天严重者永久禁播

续表

禁止的违规使用行为	平台处理办法
1. 发布低俗，淫秽色情，或容易引起性联想的图片 2. 画面中出现成人用品道具等 3. 在直播时吸烟，喝酒，或者酒后直播 4. 以暴力工具 [枪支（含仿真枪）、刀具等]、性用品、内衣等涉及不雅内容的物品作为表演道具 5. 宣传或模仿吸毒，K 粉等言论及动作 6. 表演有可能伤害他人或自己的行为，如自残、自杀、互殴、殴打他人等 7. 主播表现或隐晦表现带有性行为、挑逗性或侮辱性的内容（擦边） 8. 表演时衣冠不整或穿着过于暴露（内衣、泳装、透视装、肉色紧身衣、过于裸露的衣物）	禁播 1—3 天严重者封禁账户
1. 开车直播 2. 演唱、播放带有色情、性暗示、涉政的音乐及伴奏 [包括不限于其他含有性及让人有联想的，以及政治类歌曲、所有带有涉黄涉政歌曲（注：就算没唱，就算没歌词，所有禁歌的背景或伴奏一律算违规)] 3. 表演中，有爆粗，擦边，扭曲社会价值导向等的内容 4. 主播在直播过程中持续爆粗口（轻度 / 严重） 5. 主播在直播时宣传其他平台广告及活动信息（违规宣传位置包括昵称，直播间名，滚动文字）（注：口头宣传不能超过 5 分钟，每档宣传不得超过 3 次） 6. 由他人代替主播自己直播（公益活动类直播除外） 7. 主播直播封面出现不雅、低俗的文字 8. 禁止使用机构认证账号进行任何娱乐类、非公益相关内容的直播	警告或禁播 1—3 天

二、人员准备

（一）人员组成

1. 主播

主播是指在互联网节目或活动中，负责参与一系列策划、编辑、录制、制作、观众互动等内容工作，并担当主持工作的人员。

2. 助播

助播的主要工作内容是：协助主播进行直播、积极回答粉丝问题、旁白讲解，且能适时助播、维持直播间秩序、把控直播间氛围、调动粉丝情绪、增强粉丝活跃度、确保直播间热度、打造积极活跃的直播间氛围等。同时，助播应协助主播对直播干预过程进行记录和总结。

作为辅助主播开展直播干预的辅助性人员，助播肩负着协助主播更好完成直播的任务，无论是专业知识、工作经验还是设备操作能力，直播干预的顺利开展实际上对助播的能力要求甚至要高于主播。

3. 嘉宾

在直播干预过程中为进行某一活动或宣教某一主题而特地邀请的（通常以某种身份出现）客人，一般是在艾滋病防治领域比较知名和具有一定业内地位的人物。常见的直播嘉宾有疾控工作人员、定点医院医护人员、资深社会组织艾防工作人员及志愿者、愿意出镜分享个人经历的检测者或 HIV 感染者等。

建议在制定直播干预计划时就要将主题和嘉宾类型考虑进来，并提前做好嘉宾的遴选和邀请工作，并安排好各位嘉宾发言或互动的顺序和时间等。

4. 观众

观看直播的观众大致可以分为三类："路人过客""停留互动"和"粘性粉丝"。

"路人过客"的特点是来去不定，来也匆匆、去也匆匆，仅在直播间短暂停留，基本上不产生互动，但这个"沉默的大多数"却是直播间观众体量的主要支撑，是提高直播间曝光度和知名度的重要基础。

有些观众进入直播间会停留一段时间，并与主播或其他观众进行简单的互动，是进行点对面、点对点干预的重点目标人群，也是通过停留和互动为直播间吸引流量的主要人群。

最后一种观众则是专门关注主播直播的"粘性粉丝"，类似一些互联网销售带货主播，很多关注者对其的态度是"你一开播我就来看"。粘性粉丝的多少往往与干预人员的个人魅力有关，虽然数量稳定、互动积极，但在互动过程中往往容易偏离主题，多次聆听科普宣教后一般也具备了比别人更高的风险意识和风险降低能力，没有必要再花费更多时间和精力重复宣教。虽然此类观众并非干预的主要目标人群，但可以依托这种稳定的"主播—粉丝"关系在其中发展协助直播干预的志愿者从事场控工作或在直播过程中主动提问来贴近干预主题。

（二）工作人员要求

1. 能力要求

对于开展互联网直播干预工作的机构而言，从事直播干预的人员应进行专项培训，确保其在具备足够干预经验的前提下理解直播干预的目标和方式，具体要求如下：

（1）能够遵守综合服务工作的有关制度要求，心理健康，待人亲和、有耐心，具有较好的语言交流能力，不评判他人行为，知识面较宽和对自己能力的局限性有清醒认识；

（2）了解艾滋病相关知识，并可以辨别对于艾滋病带有歧视性的、不科学的误解、传言；

（3）掌握社区组织开展综合服务的目的、工作原则、操作流程与方法；

（4）掌握艾滋病检测咨询（包括实验室确证检测）的基本知识；

（5）掌握常用的艾滋病咨询服务技巧，以及进行感染危险性评估、检测利弊分析和心理危机干预的基本方法；

（6）了解相关转介机构的名称、艾滋病或性病诊治机构的服务信息、有关诊治项目和大致费用等；

（7）掌握艾滋病相关的法规和政策的基本内容和精神，如《艾滋病防治条例》；

（8）无精神病史，无恐艾心理，无疑心病；

（9）遇到突发事件冷静不惊慌，心理素质足够好，有一定抗压能力；

（10）具备一定的直播经验，能够熟练调试和使用相关直播设备。

2. 培训要求

应做好工作人员的培训计划和培训记录，在这里可以以天津深蓝中心的工作资料为参考。

邀请函

各位专家 / 学员：

　　我中心拟于 20×× 年 ×× 月 ×× 日上午 9 点整，在天津深蓝公共卫生咨询服务中心会议室举办互联网直播干预—直播工作人员培训，特邀您参加。

　　　　　　　　　　　　联系人：××

　　　　　　　　　　　　联系电话：×××××××××

　　　　　　　　　　　　2021 年 12 月 15 日

会议／培训日程表

时间	内容	讲师
9：00—9：30	签到	××
9：30—9：50	项目介绍和培训目的	××
9：50—10：40	直播设备使用	××
10：40—11：20	直播平台规定与主播形象	××
11：20—12：00	直播操作流程	××
12：00—13：00	午餐	
13：00—13：50	互联网直播干预策略	××
13：50—14：40	直播平台敏感词识别与转换	××
14：50—15：40	直播干预咨询演练	××
15：40—16：00	考评、登记	××

会议／培训记录表

活动名称	互联网直播干预—直播工作人员培训
实施单位	天津深蓝公共卫生咨询服务中心
活动地点	天津市红桥区团结环路 43 号 201
活动时间	20××年××月××日 9 时—16 时
参与者组成和数量	讲师：××/××/××/××/×× 共×人 参训者：××/××/××/××/××/××/×× 共×人

续表

主要内容	20××年××月××日，在深蓝中心会议室，举办了互联网直播干预—直播人员培训。 　　首先由××对各位项目实施人员和志愿者报名参加培训表示欢迎，对当前使用直播形式进行干预的概况进行介绍，紧接着介绍了项目实施的背景和要求。 　　由××就直播使用的设备使用进行了讲解，参训人员以此对设备进行了调试，掌握了直播设备使用的要点，可以在准备充分的情况下独立使用设备开展直播干预工作。 　　随后，××结合自身直播经验，与××针对平台主播行为规范讲解和强调了直播过程中所需要注意的红线行为，以及活跃人群行为特点、直播软件生态与文化、互联网交互干预的范例等。之后，大家讨论了主播的形象定位问题，应避免花哨，直播干预以干货内容为主，同时积极动员线下检测。 　　由××参训人员讲解了直播操作的流程，从登录账号到多人连麦，从维持秩序到平台活动等，最后由参训人员进行实操演练。 　　午餐休息后，由××带领参训人员对互联网干预策略进行了探讨和总结，形成了本项目进行直播干预的基本计划，深蓝咨询员××对直播过程中可能遇到的敏感词句进行了归纳讲解，并根据互联网直播的语言文化引导大家将专业用词和敏感用词转化为通俗易懂又不触发平台审核的直播语言。 　　最后，××带领参训人员对直播干预过程中可能遇到的提问或其他突发情况的处理进行了讲解，并结合案例讲解了个案咨询过程中的注意事项。
活动总结和产出	本次直播参与人员培训，提高了项目专职人员和志愿者通过互联网直播形式参与艾防工作的认知水平和实操能力，为顺利开展互联网直播干预工作奠定了基础
组织者签名	20××年 ××月 ××日
记录人签名	20××年 ××月 ××日

3. 形象要求

从事直播干预的主播、嘉宾以及可能出镜的助播应穿着得体大方，避免奇装异服或与主题风格迥异的服装配饰。如果是来自疾病中心或定点医院的主播或嘉宾，可以穿着日常工作的白大褂或工装协助树立人物形象，增强目标人群对干预人员和干预内容的信任感。注意发型、妆容和仪态，展现出良好的形象气质，保持自然、真诚的面部表情，保持良好的坐姿或站姿，肢体语言要得体、自信，避免过于紧张或夸张的动作。

示例：

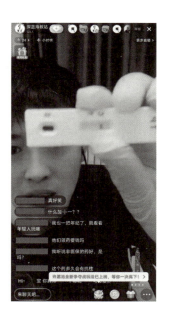

三、设施准备

（一）直播设备

开展互联网直播所需的设备既可以简单到只用一台智能手机，也可以复杂到配备专业齐全的录影棚，一般来说常见的设备如下表：

种类	功能	常见设备
拍摄设备	用于拍摄视频、照片、直播	电脑、手机、摄像头
收音设备	用于收音，避免录视频、直播时有杂音	电容麦克风、监听耳机、专业声卡
补光设备	提高人物主体以及画质的清晰度，营造多种氛围场景	直播补光灯
直播支架	可调节不同方位，便于应对各种复杂拍摄与场景	自拍杆、防喷罩、手机支架、话筒支架
拍摄稳定器	为保障更好的运镜效果，应对更为复杂的运镜需求与场景	手持云台

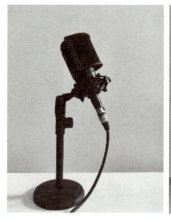 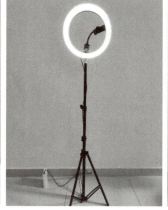 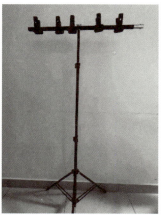

电容麦克风 　　　　　补光灯 　　　　　背景支架

（二）辅助设施

　　除了上述用于保障直播开展的必要设备，工作人员还可以通过背景布置、试剂药品展示、PPT宣讲、宣教视频播放、科普模型演示等辅助性设备或设施来提高干预宣教的趣味性和可操作性。需要特别注意的是，辅助设施的使用应尽可能做到去商业化，比如展示试剂反应或介绍药物时，应避免试剂或药物品牌入镜。

第三章　互联网艾防直播干预的策略

　　进行互联网直播对目标人群进行行为干预，一方面要尽可能将信息覆盖向更多的目标群体，另一方面要让目标群体有效地理解所要传达的信息，为了让直播干预有的放矢地进行，我们需要对直播的策略进行思考，以实现有效干预。本书对常用的直播干预策略进行了整理。

一、提前设计——丰富形式内容

（一）细致认真规划

　　很多人都看过网络"头部"主播直播带货，从带货直播的时机，到细致的选品，到精绝的文案，再到主播与助手的配合，以及对商品简单快速的介绍，突出卖点又让人记忆深刻的"嘴上功夫"，其中有许多内容都是我们在进行艾防互联网直播干预中可以借鉴的。

　　一次有效的直播干预需要从头开始认真策划，从直播时间和主题的选定、设施的准备、到宣传文案的撰写、提前宣传预热，再到嘉宾的邀请、到场控人员的分工，以及应对突发状况的措施和个案单独的咨询，既需要直播人员专业知识的储备，又要依靠各环节有序地开展，因此提前进行细致的规划十分重要。我们以一次世界艾滋病日的主题直播为例，来准备一份直播方案。

×××公益平台20××青春零艾滋线上直播活动方案

　　专题活动直播时间：11.27—12.03 共 7 天

　　直播时长：×小时（提前×小时预热和推荐）

　　直播内容：暴露前后预防用药 / 居家 HIV 自我检测 /HIV 感染者优化治疗

一、基本信息：

1. 认证账号名称：××××××

2. 可开展直播的时间：

（11 月 27 日 20：00—22：00）

（11 月 28 日 20：00—22：00）

（12 月 2 日 12：00—14：00）

3. 直播主题：××检测在身边

4. 是否有邮寄检测请附链接（http：//×××××××××.aspx）：用于收集线上邮寄免费试剂信息

5. 平台商品分享链接

商品：PEP 紧急阻断链接 [分享]

链接：https：//××××××

商品：PREP 暴露前预防链接 [分享]

链接：https：//××××××

商品：口腔试剂【分享】××HIV 抗体口腔黏膜渗出液检测试剂盒【药房直供】

链接 https：//××××××××××

二、直播内容

1. 直播主持人

××××负责人   ××

助播：××××工作人员   ×××、××

2. 直播嘉宾（机构人员 / 医院疾控专家 / 网红 / 其他）请写明姓名 / 网名 + 职务：

××××主任、××××指导专家   AA

××××负责人   BB

××××副主任医师、××××师   CC

　　××××直播间、××××粉丝博主　　DD

　　3. 主要内容：世艾日主题宣讲、暴露前后预防、HIV 自我检测、相关问题答疑

　　4. 直播日程：

19：00—20：00	开播热场	××/×××
20：00—20：20	本地疫情形势	AA
20：00—20：20	谁需要检测	BB
20：10—20：20	自我检测	CC
20：20—20：30	检测与健康生活	DD
20：40—22：00	交互问答	AA/BB/CC/DD

　　5. 紧急联系电话：××××××××××

　　三、宣传计划

1. 宣传账号

文案置顶、粉丝推送提醒、提前 1 小时开播预热、提前 2 分钟主页推荐

机构账号：×××××

其他机构账号：AAAA/BBBB/CCCC/DDDD……NNNNN

2. 宣传文案

#20××世艾日#（以实际话题为准）

青春零艾滋，生命至上，终结艾滋，健康平等

　　×××××邀请 ××××主任、××××指导专家 AA 先生、×××负责人 BB 先生、××××副主任医师、××××导师 CC 女士、××××直播间、××××粉丝博主 DD，在 20××年 11 月 27 日 19：00 点开启连续 3 小时不间断直播答疑解惑，帮助大家了解 HIV 暴露前后预防阻断、自我检测等艾防相关议题的操作要点，各位专家手把手带你降低感染风险。提前关注公益账号"×××××"，掌握最新直播安排，了解最前沿的艾防工作动态。11 月 27 日晚，我们不见不散。

（二）平台提前备案

由于艾防主题内容直播中不可避免地会涉及性行为、医疗等在常规直播中会被判定为违反平台直播行为规定的敏感字眼，因此建议在直播前向直播平台进行报备。条件允许的话，建议在入驻直播平台时即围绕公益直播中可能触及的敏感词汇等，与平台管理方进行报备和协商，直播时在遵守直播基本规则的前提下放宽对主播的用词限制。

（三）了解受众偏好

互联网用户众多，偏好繁杂，我们要了解不同目标群体对观看直播的习惯偏好，比如学生群体一般多在晚上9点后观看直播、上班族多在上班通勤途中和晚上10点后观看直播、节假日晚上观看直播人数相对减少、本地区大学生放假或返校、工作日工作时间直播声音不要过大等，根据目标人群的不同偏好，及时调整直播方案，获得更理想的人群覆盖效果。

示例：

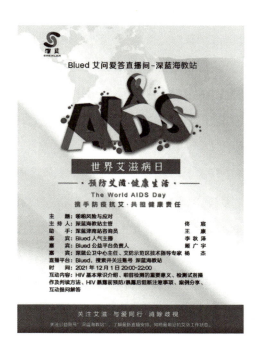

二、扩面引流——吸引更多目光

（一）结合艾滋病相关主题日

就像很多商家在购物节加大折扣促销，很多平台都会在一些节日或公益主题日开展专题直播活动，作为干预方可以在这些时段借助媒体和平台带动的氛围和热度来开展与主题相关联的直播活动，以吸引更多观看和互动，在更浓郁的主题氛围下将相关健康信息向目标人群推广。此外，我们还整理了一些可能与艾防工作相关的主题日，可供大家参考。

艾防相关主题日

日期	主题日名称	相关直播主题
3月24日	世界防治结核病日	结核艾滋同防、减少机会性感染
4月	全国爱国卫生月	艾防宣传、促进检测、科学预防
4月7日	世界卫生日	艾防宣传、促进检测、科学预防
5月8日	世界红十字日	艾防宣传、促进检测、科学预防
6月14日	世界献血日	安全用血
6月26日	国际禁毒日	传统/新型毒品危害教育
7月28日	世界肝炎日	消除肝炎积极行动、多病共防
10月28日	男性健康日	男性群体艾防教育
12月1日	世界艾滋病日	艾防检测、预防、治疗、关怀
12月15日	世界强化免疫日	促进早发现早治疗，促进免疫恢复

（二）开启同城定位

直播账号开启同城定位功能，有利于在宣传期和直播时吸引更多本地观众互动，增强本地观众体验感，利于进行检测咨询的线下转化。

（三）下足文案功夫

好的宣传文案可以让目标受众迅速匹配到直播间，还可以促进滚雪球式的宣传。宣传文案可以利用热点网络用语突出直播主题，但是要避免使用敏感热点事件的相关字眼。

（四）联动多方推广

众人拾柴火焰高，单靠一个账号进行宣传往往难以覆盖足够多人群，机构内不同账号、不同机构账号之间进行互动和统一宣传，形成宣传的规模效应。此外在多机构轮动直播时，还可以进行接棒直播：在上一个直播间即将结束时，下一个直播间的主播通过连麦进入直播间进行互动，介绍下一个直播间的主题，有助于将观众有序引导至新的直播间，进行不同主题的干预，避免出现上一个直播间在热闹中突然结束，而下一个直播间在冷清中独自开场，减少观众在转场中大量流失。

示例：

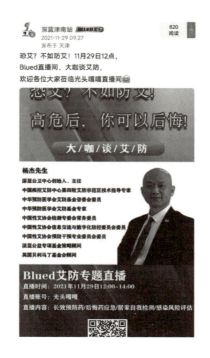

三、加强互动——带动干预氛围

（一）使用辅助设施

直播过程中可以借助各种辅助设施来实现信息的有效传达，比如可以使用简单的 PPT 背景、实物展示等可视化的设施，将一些口头不易形容的内容直接展示在观众面前。通过实物操作将纸面上枯燥的流程转变为直观的体验，同时可以通过与观众及主播的互动来强化认知或推动直播流程进展。

（二）引导观众互动

将干预主题化解为一些可以讨论的议题抛向观众，引导观众主动发表个人看法，主播只需在观众互动中引导讨论方向不跑题、纠偏一些不科学的认知，把控整个流程节奏即可。

示例：在宣传 PrEP 作为一种药物干预预防手段时，想要向大家普及相关知识，如果像讲座一样读 PPT，会显得十分沉闷，观众只能作为被动接受信息的一方，可能没多久就会关掉这个直播间。如果将相关知识点转化为讨论议题，如"大家觉得既然已经使用了 PrEP 是不是就可以不采取使用安全套等防护措施了？""你认为当前获取 PrEP 药物时有哪些不便？""使用 PrEP 的人是不是性行为更频繁？"，适时将这些问题抛给观众，引导大家在直播间留言讨论，而主播只需要在讨论过程中将科学的理念通过总结发言、纠偏讨论的形式传达给大家，会比传统点对面的单向科普更加有效。

（三）使用连麦引流

单人直播不但要坚持足够长的互动时间，还要应对各种可能的突发状况，这种情况下如果能直接引入面对面交流或咨询，通过对话吸引观众注意力，在交流过程中有效活跃直播氛围，也便于将科学的艾防理念和方法潜移默化地传递给观众。这时可以使用连麦功能，既可以双人连麦，又可以多人连麦；既可以与观看直播的观众连麦进行咨询，又可以与其他艾防从业人员连麦协同配合直播宣传。

（四）"大咖"带动人气

可以邀请艾防业内专业人士，如疾控部门工作人员、定点医院医护人员、艾防社会组织工作人员等参与现场直播或直播连麦互动，一方面增强了直播干预的专业性和严谨度，另一方面专业人士的参与也会吸引更多真正有艾防需求的用户参与互动，提高直播效率。同时，还可以邀请粉丝垂直分布或粉丝量较大的"网红"参与直播互动，借助嘉宾本身在平台自带的流量属性吸引粉丝和其他观众参与互动，还可以依托成熟主播的直播互动能力带动直播间人气，营造更好的互动氛围。

示例：

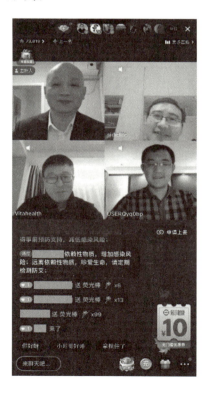 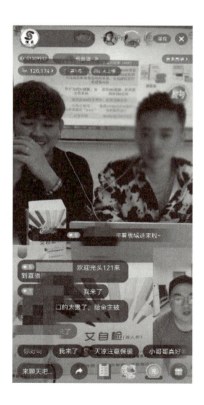

（五）控制引导流程

为有效实现直播干预目的，要紧扣直播主题，按照事先设计的流程进行，这就要求主播及其团队要时刻关注直播进度，避免将互动话题引到不相关的议题，减少不必要的讨论，甚至忽略一些重复性的简单提问，可以事后私信解答或提醒其关注下次直播。严格控制流程，同时减少了直播嘉宾不必要的等待时间。

四、坚持随访——重视"售后"服务

（一）个案问题私聊

直播过程中难免会遇到与本次直播主题相关性低但对个人降低感染风险或降低感染损害十分重要的互动提问，在这种情况下，可以提醒助播记录下相关问题和提问者 ID，在直播结束后私信了解具体情况，进行一对一的个案干预，避免为了解决个案问题而影响整个直播流程的情况发生。此外，由于直播干预的观众中存在大量的"半途参与者"，因此可能之前科普或解答过的问题，在整个直播过程中都会有刚刚进入直播间的人提问，这种情况可以每隔一段时间快速统一地回答一些有代表性的问题，也可以提醒其关注账号，通过日常分享的内容进行了解或关注参与下一次直播，还可以由助播记录下其 ID，在直播结束后统一回复。这种个案问题私聊解决的方式一方面没有影响到整个直播干预的进度，另一方面也让观众感受到被尊重、被重视，有可能转化为粉丝定期参与直播，提高干预对象参与直播互动的粘性。

（二）汇总分析提高

每次直播干预都会遇到各式各样的问题，有的来自观众提问，有的来自团队内部配合，可能是对新的科研成果不了解，也有可能是对个别提问的忽视；可能是视觉呈现效果不佳，也有可能是设备没有提前调试；可能是嘉宾时间没有协调好，也有可能是直播氛围没有带动起来。因此每次直播结束后都有必要针对本次发生的各种状况进行总结，日后有的放矢地进行修正和提高，不断增强直播干预的操作能力。

五、日常运营——持续强力吸引

(一)维护账号热度

开展互联网直播干预需要的时间绝不仅仅是打开直播间的几十分钟,一个受众广泛、活跃度高的账号的创建和维持也不可能仅仅依靠直播这一种方式,因此还要注重对直播账号在非开播时段的管理。可以定期发布科普内容,让之前没有参与直播互动的用户在非开播时段也实现被干预;可以通过回复留言、定向推送等方式加强互动,提高粉丝"忠诚度",也可以与其他艾防或健康领域的主播相互推广,也可以通过与疾控部门和其他卫生医疗机构的合作关系,实现账号间的日常互动,借助官方宣传的渠道让本账号及其机构被更多人关注到。

(二)慎用打赏功能

各直播平台都为直播间开通了打赏功能,有的主播可以从打赏中获得大量收入,但基于艾防工作的公益性质,如果使用该功能获得打赏,建议定期将打赏所得进行公示,甚至可以关闭打赏功能,避免因涉及财务问题被质疑直播账号的公益属性。当然,也可以在提前告知用户的前提下,通过打赏功能将打赏所得定向使用,并及时、定期公开打赏所得去向。

六、严谨客观——化解内容风险

(一)陈述客观事实

面对直播互动过程中不断收到的提问,主播在解答过程中难免会对不同的检测方式、不同药品禁忌、不同预防措施等进行对比性讲解,尤其是在风险评估和通过检测排除感染的场景中,应根据提问人员提供的信息本着客观全面的原则进行概括性解答,在必要信息不足的情况下应建议其私信提供必要信息,切勿随意下定论,只陈述事实、提供建议、不应掺杂个人好恶等情感因素。

（二）避免敏感语汇

极端用语本身就容易造成信息传递中出现偏驳，更容易被干预对象断章取义甚至恶意剪辑。同时，互联网直播平台的监管审核机制对于极端用语的识别也相对敏感，稍有不慎就有可能对平台账号甚至机构形象产生不利影响。因此，在直播过程中一定要尽可能避免使用如下极端化的语句和一些敏感词汇。

"最"系列	最快、最高、最准、最佳、最先进、最低价、最便宜、最科学、最大程度、最优、最新、最多、最流行，等
"级"系列	国家级、省部级、世界级、千万级、特级、顶级、终极，等
"一"系列	全国第一、排名第一、销量第一、NO.1、TOP.1，等
"首"系列	首个、首选、首款、首发、首次，等
医疗保健类	药方、药用、解毒、抗敏、脱敏、塑形、整形、精华、消炎，等
医疗器械类	解决、代言、治疗必需、治疗首选、试用、免费、赠送、免费治疗保险公司承保、免检，等
保健食品类	保障健康、治疗必需、治疗首选、毒副作用小、益智、祖传，等

七、线下转化——重视检测转介

（一）动员线下检测

开展直播干预的同时，应重点关注直播效果的线下转化情况，这也是评估直播干预效果的重要指标之一。扩大干预覆盖面的同时也要重点关注本地区目标人群线下检测的动员，并做好动员和线下检测来源的相应记录。

（二）推广自检试剂

大多数机构不但可以进行线下检测，还具备发放自检试剂的能力，因此在进行直播干预的过程中，有时是本地远郊或外地的干预对象，也可以通过多种方式动员其申领本机构的自检试剂，从而扩大检测范围。

（三）提供转介指导

直播干预的机构或个人除了可以动员转化线下检测，还可以提供必要的暴露前预防、暴露后阻断、确证检测、性病诊疗、心理咨询等转介信息，积极拓展服务内容，让直播干预普惠社群。

案例分享（一） **MSM 社群文化与宣教结合，通过直播开展警示性教育**

· 案例来源：青岛青同防艾志愿服务中心

【案例背景】

近几年，国内众多社会组织通过社交平台开展面向重点人群的防艾主题直播宣教活动。青岛青同防艾志愿服务中心（以下简称"青岛青同"）在参与直播宣教的过程中发现，因为艾防知识的专业程度较高、主播互动话术生硬以及直播风格过于严肃等原因，观看直播宣教的 MSM 参与度较低，直播氛围欠佳，干预效果并不理想。经过半个月的策划、筹备及宣传，在世界艾滋病日到来前，青岛青同于 2022 年 11 月 29 日晚上通过 MSM 社交平台举办了一场特殊的防艾主题宣教直播活动。

【案例过程】

青岛青同在直播筹备工作时进行了商讨研究，分析了 MSM 社群的文化特点，结合之前通过干预宣传时工作人员发现 MSM 社群伙伴对涉及有帅哥、故事等素材的海报、视频、推文关注及互动度更高等现象，确定了本次直播应包含 MSM 社群的文化元素，特别是要有外表吸引人且擅长交流的年轻男性工作人员、要有贴近社群生活的故事分享以及要营造欢快的直播互动氛围。工作人员结合工作经历收集汇总了 MSM 社群关注度高、贴近生活并与性健康息息相关的典型故事作为案例，确定了直播人员，制作了直播宣传的海报和推文并与MSM 社交平台进行了有效沟通，加大了本次直播的宣传力度。

2022 年 11 月 29 日晚，由 2 名工作人员与 1 名志愿者组成的主播团队在社交平台正式开播。志愿者在本次直播活动中充当着主持人和 MSM 社群伙伴的角色，使用风趣幽默的语言与工作人员进行交流提问，并用自身青春靓丽的形象吸引着直播间的观众，同时衔接着观众与工作人员的沟通互动。两位工作人员则在主持人的串联下，为直播观众讲述着工作中听说、发现或经历的典型故事，这些故事都关联着艾防主题，每个主题又是社群伙伴比较关注或曾经历过的。每讲述完一个故事，主播团队都会及时总结案例梗概，对主人公行为进行风险评估，并详细描述了风险产生的原因以及降低风险的措施，同时对观众进行风险教育，使其意识到自身面临 HIV 暴露的可能性以及感染 HIV 导致的负面影响。

　　直播中还增加了有奖竞答环节，社交平台提供了自检包、安全套及润滑油等丰富礼品，大大增加了在线观众的互动性，提升了直播的宣教效果。

【案例结果】

　　在直播过程中，在线观众的人数不断增加，最高峰时同时在线人数达到 7000 人；直播间内，在听取故事的同时，大家不断在公屏上表达自己的看法及建议，主动咨询降低感染风险的方法策略；在线观众提问多数围绕着新型毒品危害、暴露前后预防用药、早发现早治疗和性病诊疗等内容，一部分热心观众也主动为直播间的小伙伴提供了知识普及与问题解答，并由工作人员在线纠偏或强调。

【案例点评】

　　青岛青同举办的此次直播活动，迎合了 MSM 社群的文化特点——对性健康的需求，对帅哥的喜欢，对贴近生活的故事的关注。直播干预不是走走形式完成任务，要达到好的直播效果、取得好的干预宣传效果，就需要不断探索创新，采用更多 MSM 社群喜闻乐见的形式和内容。同时，在故事案例讲述后的风险评估分析及风险教育，也是解决目前 MSM 社群存在的风险意识缺失、知行分离等现象比较有效的方法之一。

案例分享（二） 直播开展警示性干预，推广降低 HIV 感染风险的综合措施

·案例来源：青岛青同防艾志愿服务中心

【案例背景】

2023 年 5 月，小健（化名）通过朋友介绍来到青岛青同防艾志愿服务中心进行 HIV 检测咨询。在咨询过程中，工作人员了解到小健与其朋友们都是较固定的"溜友"，他们会不定期地聚在一起吸食新型毒品并发生性行为。小健也告诉工作人员，他认为大家是比较固定的伙伴，而且艾滋病离他比较遥远，所以特别是在吸食毒品后发生性行为时经常忘记使用安全套。

【案例过程】

工作人员为小健提供了 HIV 抗体快速检测及咨询服务，快检结果为阴性。同时，根据小健的讲述，工作人员判断他的风险意识有所欠缺。工作人员首先为小健进行了性行为风险评估，并详细描述了风险产生的原因及可能性；同时借助类似的典型案例及相关数据为小健进行风险教育，使其意识到发生 HIV 感染的可能性以及感染 HIV 后有可能面临的不良后果。最后，工作人员向小健认真周全地普及了降低 HIV 感染风险的多种措施，包括全程正确使用安全套、固定性伴、定期共同检测、事前检测以及暴露前后预防用药等方法。

【案例结果】

小健在认真听取了工作人员对自己进行的风险评估及风险产生的原因描述后，出了一身冷汗，第一次意识到艾滋病离自己如此地近；同时，在了解到艾滋病相关危害后，他决定选择适合自己的预防方式来降低 HIV 感染风险。根据自己和朋友们的实际情况，小健决定向朋友们传递健康意识，并组织朋友们定期"组团"检测、必要时进行事前检测等措施。最重要的是，聪明的小健已经意识到毒品危害，在努力戒毒的同时，考虑到吸食毒品后无法控制使用安全套等行为，根据自己的经济能力，他选择了暴露前预防用药（事件驱动服药法）。

【案例点评】

小健是一名吸食毒品的 MSM，与很多 MSM 一样缺少风险意识。在针对此类群体开展艾防工作时，要高度重视风险评估，让服务对象主动意识到风险的存在及风险产生的原因；同时，及时进行风险教育，促使服务对象认识到风险带来的不良甚至严重后果，促使其重视该风险并在专业人士的协助和引导下主动选择降低或避免该风险发生的措施。

降低 HIV 感染风险的措施有很多种，针对 MSM 人群的艾滋病预防干预策略需要多举措并进。小健在详细了解各种预防措施后，根据自身情况选择了其中的戒毒、性伴共同检测、性行为前预防性检测及暴露前预防用药四种预防措施。

案例分享（三）　互联网直播干预，线上干预促进线下转换

·案例来源：石家庄同行工作组

【案例背景】

石家庄同行工作组在互联网平台 Blued 以促进暴露前预防为主题进行宣传科普，以线上宣传推动转化线下咨询的方式，让目标人群了解暴露前预防知识，促进暴露前预防用药。

2022 年 12 月，工作人员在 blued 平台进行暴露前预防知识专题直播，工作人员为直播间的观众详细介绍暴露前预防相关知识，与大家分享在交友过程中可能会遇到的各种风险，并提出各种趣味问题与观众互动。直播间的观众李先生都能一一回答且正确，还会主动提出自己疑虑的问题向工作人员咨询。直播结束后，工作人员与李先生私信了解到李先生平时的性伴以临时性伴为主，性伴更换相对频繁，经常发生无保护性行为，却尚未养成定期检测的习惯。李先生之前听说过暴露前预防可以作为降低感染风险的手段之一，但并不了解具体的适用情况和使用方法。

【案例过程】

几天后，李先生来到工作组服务站进行检测，HIV 抗体快速检测结果呈阴性。随后在咨询过程中，工作人员了解到，李先生上一次与他人发生性行为是在三个月前，且当时并未使用安全套等保护措施。这期间李先生内心也十分焦虑，担心会不会因本次高危行为而感染 HIV。咨询员询问其是否还可以联系到当时发生高危性行为的对象，并建议动员性伴也来进行 HIV 检测。咨询员再次向李先生强调了暴露前预防用药的适用场景与服药方式，结合其交友习惯，建议李先生按照事件驱动型用法服用暴露前预防药，并在性行为过程中全程正确使用安全套，可以大幅降低感染风险，从而缓解甚至避免焦虑。

【案例结果】

李先生的性伴由于工作原因未能亲自来到工作组进行检测，李先生为其申领了一份 HIV 自检包协助进行自检。一周后工作人员接到李先生电话求助，得知其性伴 HIV 快速检测自测结果显示"两道杠"。经过详细沟通，李先生的性伴当日来到工作组进行 HIV 复检，并在工作人员协助下转介至当地疾控中心进行确证实验检测。

工作人员告知李先生事前预防确实可以有效降低 HIV 感染风险，尤其是通过暴露前用药和使用安全套可以起到双重保护降低风险的作用，但并不意味着用药后就可以不使用安全套。经过咨询，工作人员了解到李先生虽然有强烈意愿进行暴露前预防，但不愿意到定点医院找医生评估与开具处方，咨询员告知其可以通过互联网平台进行评估和购药，还有专业医师答疑解惑，李先生当即根据互联网医院平台流程下单购药。

【案例点评】

因为互联网覆盖面广，通过直播让李先生了解到暴露前预防知识，并且在其真正遇到风险后，可以运用这一预防策略来避免自己感染。通过互联网便捷的宣传方式，将知识传递给更多需要的人，尤其是将线上咨询转化为线下检测，更有利于让大家掌握准确的知识，选择合适自己的方法从而有效降低感染风险。

第四章　互联网艾防直播干预常见问题与解答

一、HIV 基本常识

（一）HIV 基本概念

1. 什么是 HIV？

HIV 即人类免疫缺陷病毒（Human Immunodeficiency Virus）的简称，1986 年 7 月，世界卫生组织（WHO）将艾滋病病毒改称为人类免疫缺陷病毒（HIV）[①]。HIV 在外界环境适应能力极差，不耐高温，离开人体极易死亡，人体完整无破损的皮肤即可防御 HIV 入侵。

人们正常接触不会造成 HIV 感染，只有通过直接接触 HIV 感染者的某些体液（如血液、母乳、精液等），才有可能被感染。

2. 什么是艾滋病？

艾滋病即获得性免疫缺陷综合征，由感染 HIV 引起，是一种危害性极大的传染病，主要通过血液传播、性传播和母婴传播。综合征是一组常一起出现的各种疾病症状，就艾滋病而言，这些症状是免疫系统严重受损的结果。当免疫系统被 HIV 损害严重，即没有足够的 CD4＋T 淋巴细胞时，免疫系统将不能防御某些机会性感染和肿瘤，这些被称为 HIV 相关疾病。[②]

艾滋病病人可能出现不同的临床问题，视其具体的机会性感染而定。正因如此，艾滋病不能由单一症状或体征作出判断，只能由专业医生进行诊断。

3. HIV 的致病机理是什么？

---

① 王景山，姜日花.艾滋病的历史与现状 [J].中国社区医师,2002,23：10-11.

② 郝阳，朱志南主编.预防艾滋病社区宣传教育读本 [M].北京：中国协和医科大学出版社，2008.10.

HIV 通过侵犯人体的免疫系统，导致机体细胞免疫功能下降，最终引起各种机会性感染和肿瘤的发生。主要表现为免疫系统中 CD4 + T 淋巴细胞遭到破坏，功能受损，数量不断减少，导致人体细胞免疫功能缺陷[①]。人体对抗 HIV 感染主要是通过固有免疫和适应性免疫，有 HIV 特异性的 CD4 + T 淋巴细胞免疫反应也起着重要作用。

艾滋病病死率高，大多是因为感染者延误治疗。早检测、早发现、早治疗，可以让艾滋病感染者和病人在最大程度上接近普通人的预期寿命，恢复或维持以往生活质量。

4. 为什么 HIV 病毒在人体内主要感染 CD4 + T 淋巴细胞？

这是由于 CD4 + T 淋巴细胞膜的表面携带了一种蛋白质，也就是 CD4 受体，而 HIV 病毒的衣壳蛋白 Env 能够识别 T 细胞表面的 CD4 受体，从而感染细胞。通俗地讲，也就是 HIV 病毒的 Env 和人体 T 细胞表面的 CD4 受体"两个人"认识，因此 HIV 病毒可以轻松地进入 CD4 + T 淋巴细胞，并且对其发动"攻击"。

（二）HIV 的传播

5. HIV 的传播途径都有哪些？

经性接触（包括不安全的同性、异性和双性性接触）；

经血液及血制品（包括共用针具静脉注射毒品、不安全规范的介入性医疗操作、文身等）；

经母婴传播（包括宫内感染、分娩时和哺乳传播）。

6. HIV 主要存在于人体中的哪些体液？

HIV 主要存在于传染源的血液、精液、阴道分泌物、胸腹水、脑脊液、羊水和乳汁等体液中。

7. 含有 HIV 的体液暴露于外界环境中应如何处理？

[①] 中国艾滋病诊疗指南（2018 版）[J]. 中国艾滋病性病,2018,12：1266–1282.

HIV 在外界环境中的生存能力较弱，对物理因素和化学因素的抵抗力较低。一般消毒剂如：碘酊、过氧乙酸、戊二醛、次氯酸钠等对乙肝病毒（HBV）有效的消毒剂，对 HIV 也都有良好的灭活作用。

除此之外，70% 的酒精也可灭活 HIV，但紫外线或 γ 射线不能灭活 HIV。HIV 对热很敏感，对低温耐受性强于高温。56℃处理 30 分钟可使 HIV 在体外对人的 T 淋巴细胞失去感染性，但不能完全灭活血清中的 HIV；100℃处理 20 分钟可将 HIV 完全灭活。

8. 接触 HIV 感染者或艾滋病病人触碰过的物品会得艾滋病吗？

已报道的经各种形式的穿破皮肤接触 HIV 感染的血液而引起 HIV 感染的危险性平均是 0.3%[①]。HIV 在体外环境中生存能力极差，暴露在空气中会立即失去活性和传染力，并且很快死亡，一般情况下，温度越高、越干燥，病毒存活时间越短。但是也有特殊情况，在体外未干枯的血液中可存活数小时，甚至更久。

（三）HIV 与艾滋病症状

9. HIV 感染初期会不会有症状，有哪些症状？

部分感染者在感染 HIV 初期可能会出现 HIV 病毒血症和免疫系统急性受损的临床表现，以发热最为常见，可伴有咽痛、盗汗、恶心、呕吐、腹泻、皮疹、关节疼痛、淋巴结肿大等症状。大多数患者临床症状轻微，一般持续 1—3 周后会自行缓解。但引发急性免疫系统受损临床表现的原因有很多，只有检测才是了解自身 HIV 感染状况的唯一途径。

10. 艾滋病发病一般会有什么症状？

艾滋病发病期为感染 HIV 的最后阶段，临床上一般将 CD4 + T 淋巴细胞计数低于 200 个 /μL 的阶段定义为艾滋病期。随着疾病发展，病人会有不同的表现，如持续的不明原因发热、不明原因腹泻、体重进行性下降等。在发病期

---

① 滕涛 . 对公共卫生部门职业性暴露艾滋病毒后的预防疗法的临时性建议 [J]. 中国艾滋病性病，2000，05：318–320.

中,感染者可能面临着不同程度机会性感染的风险或肿瘤。[①]

常见的机会性感染有:卡氏肺孢子虫肺炎（PCP肺炎）、结核病、口腔念珠菌白斑、隐球菌性脑炎、真菌性脑炎、阿米巴肝脓肿、皮肤损害、银屑病、卡波西氏肉瘤、恶性肿瘤、消化道感染、疱疹病毒感染、弓形虫脑病等。

11. 免疫力低下一定是 HIV 感染导致的吗?

免疫力降低未必代表着感染 HIV,影响免疫力的因素有很多。行为原因如酗酒、熬夜、滥用药物,心理原因如精神压力过大,饮食原因如不良饮食习惯等均会给免疫系统带来负面影响,进而造成免疫力低下。如果出现免疫力下降而无法确定其原因,那么应及时到医院进行身体检查,也可以进行 HIV 及其他相关检测,以检测结果作为参考。

12. 哪些行为会导致免疫力降低?

生理因素、心理因素、饮食因素等均会导致免疫力降低。睡眠不足、经常熬夜对免疫水平的影响很大,正常情况下成年人应保证每天 7—9 小时睡眠,老年人不应低于 6 小时。精神紧张、压抑、悲观等情绪会影响糖皮质激素等的分泌,进而影响到免疫力。不良饮食习惯也会造成免疫受损,如饮食不规律、酗酒、节食、暴饮暴食等。运动量过少也会影响免疫水平,每日进行 30 分钟左右有氧运动有助于改善免疫功能。此外,滥用药物、饮水过少、长期处于二手烟环境都有可能造成免疫受损。最后,一些免疫系统疾病对免疫的伤害更大,还有一些特定疾病的治疗需要抑制免疫,如放疗、化疗等,雷公藤等中药也会引起免疫力降低,这些因素也需要重点关注或参考。

13. 为什么我已经出现盗汗、淋巴结肿大、皮疹、肠鸣等看上去免疫受损的症状,但 HIV 检测结果一直是阴性?

首先,不能从症状来判断是否感染了 HIV 病毒,因为艾滋病急性期的症状并不特异,是否感染了 HIV 还需要由检测结果来判断。其次,如果近期有过

---

① 李云昭,李锦昆主编. 毒品与艾滋病知识问答 [M]. 昆明:云南大学出版社,2018.

无保护的高危行为，存在感染可能性的情况下，要排除窗口期对检测结果的影响，如果在窗口期内进行检测，感染标志物还不能检测出来而无法获知准确的感染状况，必要情况下建议进行 HIV 核酸检测辅助了解自身感染状况。

最后，造成盗汗、淋巴结肿大、皮疹、肠鸣等症状的因素有很多，比如激素反应、感染、不良生活习惯、过敏甚至是应激反应等，并不是只要出现类似免疫受损的症状就要让 HIV "背锅"，如果确实存在以上部分或所有症状，建议及时就医，通过科学手段了解自身身体健康状况。[①]

14. 出现带状疱疹症状就是感染 HIV 了吗？

未必如此。水痘 – 带状疱疹病毒是本病的致病病原体，侵犯儿童可引起水痘，在成年人及老年人则引起带状疱疹。机体患水痘后为不全免疫，病毒可长期潜伏于脊髓神经后根神经节或三叉神经节内，不能被体内的高效价抗体清除，当机体免疫力低下时，诱发带状疱疹。而患带状疱疹后则为完全免疫，很少复发。

出现带状疱疹的原因有很多，最主要的就是免疫水平下降，而造成免疫水平降低的原因有很多，比如长期生活休息不规律、身体机能退化以及其他免疫性疾病，而未必是 HIV 感染。带状疱疹多见于老年群体和更年期前后的中年人群，如果出现带状疱疹，且排除了以上原因，结合自身性行为史，可以进行 HIV 抗体检测进行排除。

（四）HIV 疫情与重点人群

15. 本地现在的 HIV 感染者数量多吗？

一般来说，当地卫生行政部门每年会通过官方渠道定期公布新增感染及发病人数，具体数字可查询相关网站获知。感染者数量的累积是一个经年累月的过程，随着艾滋病抗病毒治疗的发展及筛查检测的普及，存活感染者或病人的累计数量目前呈现增加趋势。但是要注意，疫情状况分析由群体统计数字得

---

① 《艾滋病和艾滋病病毒感染诊断》（中华人民共和国卫生行业标准 WS293–2019）。

来，而个人行为属于个案，无论本地疫情状况如何，都要做好自己和伴侣、朋友的保护，降低感染风险，不能因为疫情总体处于低流行趋势而放松警惕。

16. 为什么男男性行为人群属于 HIV 易感人群，这算不算歧视？

这不属于歧视。男男性行为人群是 HIV 的易感人群仅是指该人群相对于普通人群更容易感染 HIV，这是现实状况，不存在歧视。

男男性行为人群之所以容易感染 HIV，一是由男男性行为人群的性行为方式而致，肛交作为男同人群主要性行为方式之一，本就是传播 HIV 和性传播疾病的高危行为：直肠黏膜很脆弱，黏膜上皮为单层柱状上皮，容易破裂，黏膜下层为疏松结缔组织，含有丰富的静脉血管，微小的损伤也足以使病毒容易进入，而直肠内为弱碱性环境，也适于 HIV 生存。肛门作为人体排泄的通道之一，干的是又脏又累的活儿，血液供应又很丰富，也没有润滑的效果，平时便秘都有可能出血，更何况是剧烈的运动。

二是男男性行为者发生性行为时很少使用安全套，即使使用安全套也多借助润滑剂，这容易导致安全套乳胶变脆破裂，这大大增加了该人群感染艾滋病的风险。

三是很多调查研究表明，男男性行为人群存在更换性伴频繁的现象，同时有多性伴及多人性行为的情况存在，这些危险行为无形中增加了感染 HIV 的风险。

四是随着现在网络等新技术的发展，由于对安全感的追求和性取向方面的保密，很多男男性行为人群会通过网络寻找陌生性伴，很多情况下对性伴的健康状况知之甚少，这也在一定程度上增加了接触感染 HIV 人群的可能性。

此外，男男性行为人群中存在大量隐蔽的感染者是造成艾滋病流行最危险的因素，性伴不稳定、活动场所卫生条件不好，均可成为易感艾滋病的因素。

女性的阴道的表面，在兴奋的时候可以分泌黏液，起到润滑的作用，在"为爱鼓掌"的时候，自身不容易破损和受伤。

因此，从公共卫生的角度来说，男男性行为人群属于 HIV 易感人群，这并不是歧视。

17. 为什么大学生群体也是 HIV 防治的重点人群？

近年来青年学生感染病例数量不断上升，HIV 突破了校园的界限影响到越来越多的青年学生群体。大学阶段是青年学生接触社会走向社会的过程，发育成熟的性器官带来对性接触的未知与渴望，同时由于年龄较小，心理发育成熟度不足，抵御外界风险和诱惑的能力不足，在面对危险时自我保护能力显得很是脆弱，抵御风险的能力较差，在一定程度上致使其成为感染 HIV 的脆弱人群。

大学生人群是性活动活跃人群，虽然接受过科普性的艾滋病宣传教育，但在实际生活中对相关基本概念的理解仍有误区，加之思想未发育成熟且自我控制能力较低，更有可能将自己置于危险环境中，防护能力与防护意识存在脱节，各种"想当然"的认知可能导致防护措施不足，发生性行为不戴安全套常有发生，使自己或他人暴露于高感染风险之中。此外，虽然接触到广泛的网络科普信息，但是对于各类信息有效性和真实性的甄别能力不足，既"博览"又"固执"。盲目"恐艾"也给当下很多青年学生带来严重的心理负担，从而影响正确艾防措施的使用。

大学生群体作为未来社会发展的希望，在健康上需要更完善、更精准地指导和干预，因此大学生群体是 HIV 防治的重点人群。

18. 医院或疾控中心面向社会进行艾滋病宣传是有必要的吗？

答案是肯定的，当然有必要，且十分重要。对于艾滋病，很多人的认知还是不足的，例如许多人认为艾滋病仍是不治之症，感染了就会死亡；感染艾滋病的女性不能生孩子；与 HIV 携带者握手、拥抱、共餐等活动，一定会感染艾滋病；去进行艾滋病咨询是件羞愧的事情，没必要开展艾滋病检测等片面的认识问题，都证实了进行艾滋病宣传和咨询的重要性。

对社会公众进行正确的艾滋病知识的宣传宣讲，能够让大众正确全面系统地掌握艾滋病的相关知识，提高人群的防护意识，能够保护未感染的人群免受艾滋病的危害，同时正确知识的宣传，能够让大众更加理性正确地对待 HIV 感染者和艾滋病病人，减少歧视和恐慌的发生，也有助于 HIV 感染人群更好地融入社会。

二、HIV 检测

（一）检测前相关要点

19. 哪些人需要进行 HIV 检测？

（1）有高危性行为史，包括仅发生 1 次未使用安全套的异性性行为或男性同性性行为：

1）男性和男性之间发生了性行为，未使用安全套；

2）男性和女性之间发生了性行为，未使用安全套；

3）发生了临时性行为（无论男女），或与不认识的人发生的性行为、未使用安全套（无论男女）；

4）与已知感染艾滋病的人发生性行为；

5）经常发生高危性行为、又不使用安全套的人群，建议每 3 个月做一次 HIV 检测。

（2）HIV 感染者或艾滋病病人的配偶或性伴；

（3）与他人共用针具吸毒者；

（4）在非正规医疗单位拔牙、文身者（过程中可能使用了没有严格消毒的器具）；

（5）其他情形：

1）梅毒、淋病、尖锐湿疣等性病患者；

2）准备结婚的伴侣建议婚前检测；

3）孕妇建议在刚发现怀孕时检测；

4）感染 HIV 的母亲生育的婴儿。

其中，从事性工作者、性生活频繁者、精神药品使用者及性病患者建议一个半月左右进行一次检测，以及时获知自身感染状况，做到早发现早治疗，切断传染源，保护更多人免于被感染。[①]

20. 艾滋病的"潜伏期"和"窗口期"是一回事吗？

不是一回事。

窗口期，是就检测方式而言的。从 HIV 感染人体到感染者血清中的 HIV 抗体、抗原或核酸等感染标志物能被检测出之前的时期，被称为窗口期。在窗口期内的血液已有感染性。现有诊断技术检测 HIV 抗体、抗原和核酸的窗口期分别为感染后的 3 周、2 周和 1 周左右。建议在实际咨询检测工作中，为确保检测结果有更高的参考价值，应将检测对象进行检测的窗口期适当延长 1—2 周左右，即自高危行为发生之日起，RNA 定性核酸检测的窗口期一般为 1—2 周，常见抗体快检试剂的窗口期一般为 4—6 周。

潜伏期，是就感染阶段而言的。HIV 感染后，一般分为三个阶段，分别为急性期、潜伏期和发病期，也称作急性期、无症状期和艾滋病期。上一段提到的窗口期也包括在急性期内。[②]潜伏期介于急性期和发病期之间，经过急性期后进入这一阶段。一般持续时间为 4—8 年，其时间长短与感染病毒的数量和型别、感染途径、机体免疫状况的个体差异、营养条件及生活习惯等因素有关。此阶段内感染者自身大多尚未能察觉到明显的身体不适，在这样的情况下，极有可能造成延误发现、进而延误治疗。

21. 检测 HIV 都有哪几种方法？

按照检测方式划分，HIV 检测可分为 HIV–1/2 抗体检测、HIV 抗原检测和 HIV 核酸检测三大类。HIV–1/2 抗体检测指的是初步了解机体血液或体液中有无 HIV 抗体的检测方法，包括筛查试验和补充试验。常见的 HIV 抗原快速检测试剂主要以 p24 抗原为标的物进行检测。HIV 核酸检测则是直接在血液样本中

---

① 性病艾滋病预防控制中心 https://www.chinaaids.cn/fazl/jcjg_10287/zyzxjcmz/.

② 性病艾滋病预防控制中心：《艾滋病的分期及症状》，https://www.chinaaids.cn/fazl/zsyd/201804/t20180419_164640.htm.

检测是否存在检测线下限以上的 HIV-RNA 或 HIV-RNA 的量,即病毒载量。

HIV-1/2 抗体筛查方法包括酶联免疫吸附试验(ELISA)、化学发光或免疫荧光试验、快速试验(斑点 ELISA 和斑点免疫胶体金或胶体硒、免疫层析等)、简单试验(明胶颗粒凝集试验)等。抗体补充试验方法为抗体确证试验(免疫印迹法,条带 / 线性免疫试验和快速试验)。

HIV 核酸检测分为定性和定量试验,均可作为 HIV 感染诊断试验。HIV 核酸定量检测主要基于靶核酸扩增和信号放大两种方法,HIV 核酸定性检测主要是实时定量 PCR。

22. HIV 核酸检测的窗口期是多长?

一般来说 HIV 核酸检测窗口期为 1 周左右,其中,3 日左右可以进行 HIV-DNA 检测,但成本极高,极个别实验室才可进行,一般情况下较难获取相关检测渠道;7—14 日左右可进行 HIV-RNA 检测,部分定点医院、疾控中心和社会组织可进行检测采样。但要注意的是,HIV 核酸检测定性试验结果阳性或定量试验 > 5000copies/mL 提示 HIV 感染,阴性不能排除 HIV 感染。

23. 为什么 HIV 核酸检测的窗口期这么短?

HIV 核酸检测的原理是直接检测血液样本中是否含有 HIV 的 DNA 或 RNA,而 HIV 抗体检测需要等到人体免疫系统对 HIV 做出免疫应答,产生足够浓度的 HIV 核心抗体后才能检测出来,因此相比 HIV 抗体检测而言,HIV 核酸检测的窗口期更短。

24. 为什么 HIV 核酸检测不能上门服务?

首先,HIV 核酸检测采样均为静脉血采样,上门服务一般不满足静脉采样对环境安全卫生的要求;其次,血液样本有严格的储存和转运要求,医疗卫生机构之外的环境很难满足要求;最后,样本登记所需的硬件设备一般无法做到灵活携带。因此还是建议到具备采样条件的医疗机构或社会组织进行检测。

25. 一般情况下,哪里可以进行 HIV 核酸检测?

部分地级市及以上级别艾滋病治疗定点医院一般可以进行 HIV 核酸检测;

一般在各地疾病预防控制中心多次进行 HIV 确证检测结果不确定时，也会送检至上级疾控艾滋病确证中心进行 HIV 定量核酸检测，即 HIV 病毒载量检测（此途径不适用于初筛检测）；部分社会组织也具备 HIV 核酸检测转介渠道。

26. 一般地区进行 HIV 核酸检测大概需要花多少钱？

一般来说，在可以进行 HIV 核酸检测的定点医院，检测费用多在 900—1500 元之间；部分社会组织在承担相关项目的情况下可免费或部分收费进行检测；无论是前往定点医院还是社会组织，请务必事先进行咨询预约。

另外，HIV 感染者和病人定期随访所进行的必要的病毒载量检测是免费的，费用由国家专项经费支持。

27. 血常规检查结果能不能反映 HIV 感染情况？

不可以。血常规检查指通过观察血细胞的数量变化及形态分布从而判断血液状况及疾病的检查。血常规检查包括幼红细胞计数（RBC）、血红蛋白（Hb）、白细胞（WBC）、白细胞分类计数及血小板（PLT）等，可用于某些不明原因疾病辅助诊断，但不能反映 HIV 感染情况。想要了解自身 HIV 感染状况还需进行专门的 HIV 抗体或抗原—抗体检测。

28. 只有 HIV 感染者才可以进行艾滋病自愿咨询检测吗？

不是的，艾滋病自愿咨询检测（VCT）并不是只面向 HIV 感染者开放。对艾滋病相关问题有疑惑的人群都可以通过咨询，来获得并学习相关的专业知识，有利于做好自身的预防工作；对于有过高危行为的人群可以通过咨询，尽快进行有关检测，便于及时掌握自身感染情况，方便后续用药；对于感染 HIV 的人群，可以为其提供专业的心理咨询和治疗服务，减少因各种因素导致的危险事件的发生，保障生命质量。VCT 的咨询主要包括检测前咨询、检测后咨询、预防性咨询、支持性咨询和特殊需求咨询等。

此外，VCT 强调的是"自愿检测"和"保密"原则，不是强制检测。

29. 哪些地方可进行 HIV 自愿咨询检测？

各地疾病预防控制中心均设有自愿检测咨询门诊；通过卫生行政部门批

准,HIV 筛查实验室资格认定后的医院也可以开展 HIV 自愿咨询检测。

30. 在疾控中心进行 HIV 检测的结果会比在医院检测更准确吗?

一般来说,只要度过窗口期,无论是在医院还是在疾控,检测结果都是一致的。但是对于同一个个体来说,不同检测方法或者同一种检测方法而使用不同厂家、批号试剂,都有可能呈现出不同检测结果,初筛检测是初步筛查,灵敏度高、特异性不足,所以在必要时可通过重复检测,或多种方法并联检测的方式进一步提高检测的灵敏度。疾控中心的检测实验室一般都具备 HIV 确证检测资质,一旦初筛检测出现待复查结果更便于及时进行补充实验。部分医院也具备 HIV 确证实验室,但多数医院的常规 HIV 检测只是 HIV 初筛检测,待复查结果会转介至所在地疾控中心。

31. 单位入职体检会检查 HIV 吗?

根据《公务员录用体检通用标准(试行)》第十八条之规定,淋病、梅毒、软下疳、性病性淋巴肉芽肿、尖锐湿疣、生殖器疱疹、艾滋病,凡有上述疾病者不能录用。事业单位和部分参照公务员体检标准的国企在入职时会要求进行 HIV 检测。

企业一般不会要求进行 HIV 检测。部分地区、部分行业从业人员在办理健康证时可能也会进行 HIV 筛查,但一般不影响取证和上岗。

32. 献血时血液中心会对血液样本进行 HIV 检测吗,用的是什么方法?

我国建立了完善的血液筛查制度,每份采集捐献的血液样本都会经过两轮筛查,一轮是 HIV 抗体筛查,另一轮是 HIV 核酸筛查。在感染 HIV 并已过窗口期的条件下,献血检测是可以测到 HIV 感染的,个人信息也会得到保密。

但非常不建议通过献血进行 HIV 检测,一方面,通过献血检测 HIV 感染的人员大多是近期发生过高风险行为的"重点人群",在感染后且未满足 HIV 核酸检测窗口期时,两轮检测均无法查验出阳性结果,既增加了紧急情况下血液传播风险,又延误了感染者结果获知;另一方面,这种做法极大地增加了血液中心和疾控中心的筛查成本,挤占了社会资源。

33. 进口品牌的 HIV 快检试剂是不是比国产试剂更准确?

目前只要获得批文上市的试剂,必须是经国家药品监督管理局注册、在有效期内的试剂,都是经过严格质量控制筛查的,一般来说质量都可以保证。无论进口或国产品牌,临床质量评估敏感性和特异性高的方法和试剂都是推荐使用的。要注意根据试剂盒说明书选用合适的样本和操作方法。

34. 四代 HIV 快检试剂是不是比三代的更准确?

两种试剂只是适用的窗口期不同。在满足窗口期要求的条件下,只要操作规范、判读正确,快检试剂检测结果都是准确的。

四代抗原—抗体试剂在抗体检测基础上增加了抗原检测成分,能够将检测的窗口期进一步缩短至 2—3 周,但仍有窗口期的限制;一旦出现抗原浓度降低、抗体浓度不足的情况,仍无法显示阳性反应结果。

三代试剂为 HIV 抗体检测试剂,在满足窗口期的条件下,显现为 HIV 抗体阳性反应结果。

三代试剂和四代试剂都有窗口期的限制,四代试剂与三代试剂相比,窗口期缩短一周左右。在满足窗口期、操作规范、判读正确的情况下,两种试剂一样准确。

35. 酒后检测会不会影响 HIV 检测结果?

血液中酒精含量偏高一般不会影响 HIV 检测结果,但还是建议在清醒状态下进行检测和咨询。

36. 进行 HIV 抗体检测前是否需要空腹、禁食?

一般来说进行 HIV 抗体检测前不必保持空腹禁食状态,如果同时进行其他检测,需根据要求空腹或餐后采样。采样时是否为空腹,对 HIV 抗体检测结果没有直接影响。

37. 定期检测作为事后检测,对 HIV 预防有什么意义?

定期检测能够及时了解自身及伴侣的健康状况,并根据不同的情况采取对应的预防措施,尽早发现感染情况,从而降低感染风险。

（二）检测中相关要点

38. 在社会组织进行 HIV 检测需要提供哪些个人信息？

一般来说，社会组织受当地疾病预防控制中心指导开展检测，均为匿名且免费检测；但初筛结果待复查的情况，社会组织工作人员可能会陪同检测者至当地疾控进行复查和确证检测，这个过程是实名制的，但自始至终所有信息均会严格保密。

39. 在社会组织进行 HIV 检测涉及的个人信息会提供给疾控中心或医院吗？

《艾滋病防治条例》规定："未经本人或者其监护人同意，任何单位或者个人不得公开艾滋病病毒感染者、艾滋病病人及其家属的姓名、住址、工作单位、肖像、病史资料以及其他可能推断出其具体身份的信息。"

《执业医师法》《侵权责任法》等规定，医生在执业中，必须遵守法律法规来保护患者的隐私，否则造成严重后果的，要依法追究刑事责任；医疗机构及其医务人员，应当对患者的隐私保密，泄露患者隐私或者未经患者同意公开其病历资料，造成患者损害的，应当承担侵权责任。

一般来说，社会组织在当地疾病预防控制中心指导下开展干预、检测、随访、关怀等服务，其检测信息须由主管或合作的疾控中心审核以保证其工作真实且合规，但不必因此而担心，在艾防社会组织进行的 HIV 初筛检测为匿名检测，因此无须担心被疾控中心获知其个人信息甚至告知其家人或所在单位。

40. 为什么不建议在未经专业指导下自行购买 HIV 快检试剂进行检测？

首先，在未经专业指导的情况下，感染风险评估缺失、窗口期不明确，对应可适用检测方式对检测结果的准确性存在一定影响；其次，自我检测结果准确性还受到采样、加样、判读等因素的影响；最后，检测结果判读后仍需要进行后续咨询，而咨询的缺失可能导致本次检测仅仅是一次"检测"，而错失了风险评估、降低风险等一系列专业建议。

41. 进行 HIV 抗体快速检测时，哪些因素会影响检测结果的准确性？

第一，窗口期是影响检测必要性和准确性的首要因素，不同检测方式对应

着时长不同的窗口期;

第二,采样和加样的准确性也会影响检测结果,比如血液快检试剂的采血量、口腔检测样本采集的位置、采样的力度、稀释液加样的时间早晚和多少等;

第三,判读的时间对于检测结果的识别也有影响,比如判读时间间隔太短,在试剂尚未发生阳性反应时就判读为阴性结果,或者间隔过久在试剂 T 线位置发生氧化时判读为阳性,均无法反映正确的结果。

42. 进行自我 HIV 抗体快速检测时有哪些操作要点?

第一,要选用来源正规、质量可靠的试剂,避免因试剂质量原因影响检测结果准确性;

第二,要注意消毒卫生,指尖采血前要用酒精棉片对采样位置及周边进行消毒,酒精挥发后再使用弹簧针采样,检测结束后,沾血的试剂、采血针、酒精棉等最好单独处理,避免造成环境污染和对他人造成伤害。消毒可采用 75% 酒精作用于废弃物 1 分钟以上 [①];

第三,规范采样,严格按照说明书要求进行采样,如血液快检试剂不能使用其他体液、口腔试剂采样要求为口腔黏膜渗出物而非唾液;

第四,正确滴加稀释液,时间上不要颠倒顺序或过晚添加,用量上严格遵照说明书要求,并非加得越多反应越快、结果越准;

第五,注意判读时间不要过短或过长,避免因反应慢或试剂样本氧化对检测结果产生影响;

第六,检测的意义不仅在于了解感染状况,要及时根据自身情况向专业人士进行咨询,了解自身行为风险和降低感染风险的有效办法;检测到有反应结果更要及时与当地疾控、医院或社会组织进行联系获取支持,进一步确认结果。

43. 尿液 HIV 快速检测试剂是否准确?

尿液试剂检测同样是 HIV 抗体检测,是目前唯一获批适用于自我检测的

---

① 仇琼花,范勤.妊娠合并 HIV 感染孕产妇的消毒隔离及防护 [J].实用妇科内分泌杂志(电子版),2017,28:42+45.DOI:10.16484/j.cnki.issn2095-8803.2017.28.028.

试剂类型，其准确性一样受窗口期、采样方式、加样及判读时间的影响。由于尿液样本容易受当下身体状况影响，因此对尿液检测样本采集的要求较高。受各种因素影响，尤其是尿液中 HIV 抗体的浓度不如血液环境中稳定，检测结果差异较大。

尿液样本建议使用可保持尿液稳定的专用采尿管，按照试剂盒说明书要求采集样本。尿液样本可采集随机尿，女性经期应取中段尿。如果是尿液快检，请采样后尽快检测；如果是寄送检测，要注意尿液样本室温下可保存 2 周，三个月之内存放宜在 2—8℃，长期保存（三个月以上）的样本冻存条件、是否添加防腐剂等以产品说明书为准。

44. 帮助他人进行 HIV 快速检测时需要做好哪些防护措施？

第一，提前约定对结果保密；第二，选择合适的室内（外）空间，受检者坐于合适的位置，提前将试剂和所需材料准备好，避免操作检测时手足无措；第三，建议操作人员佩戴一次性医用防护手套，避免直接体液接触带来的感染风险；第四，检测前要对采样部位及周边认真消毒；第五，检测时要注意采血针不要误伤自己，用采血针刺破受检者皮肤，用无菌纱布擦掉第一滴血，收集滴出的血液时注意不要溅到自己身上。最后在检测完毕后，试剂板、采血针、酒精棉等医疗垃圾应及时收纳进锐器盒等专用储存容器中再进行医疗废物处理，千万不要扔进普通垃圾箱。

案例分享（四） HIV 自我检测，须经专业指导

· 案例来源：新疆天同公益

【案例背景】

2022 年 10 月，小浩与刚同居在一起的男友居家隔离，虽然男友称其近期才做过 HIV 检测且结果为阴性，但安全意识较强的小浩在其间历次性行为过程中均坚持使用安全套。直至 12 月隔离结束，男友感觉身体不适，前往当地三

甲医院检查后,被告知 HIV 初筛结果待复查。

小浩得知男友 HIV 检测结果后,惶恐地申请了天同公益的快检试剂邮寄服务。

【案例过程】

收到自检试剂后,小浩立即进行了检测,但检测结果为两条杠,即待复查。小浩怀着不安的心情联系了天同公益的工作人员反馈检测结果,工作人员根据日常检测工作经验,询问了小浩行为及自检操作的流程,得知其固定性伴检测结果待复查,评估小浩的行为的确属于高风险,理论上小浩被感染的概率非常高。但在询问中得知,小浩在操作自我检测时滴加的血液过量,并且是在加样两个小时后才对结果进行判读,样本加样及结果判读均未按照规范操作,结合小浩的自述全程均使用安全套的行为,为了帮助小浩及时了解自身准确的感染状况,工作人员动员小浩来新疆天同检测室做进一步的筛查。

【案例结果】

次日一早,小浩来到了新疆天同检测室,工作人员做了充分的检测咨询后,为小浩进行了 HIV 抗体检测,结果呈阴性。后期,在排除窗口期等因素的情况下再次检测,结果仍呈阴性,于是排除了小浩感染 HIV 的可能。在小浩的动员和关怀下,男友也尽快进行了确证检测并启动了抗病毒治疗。

【案例点评】

使用 HIV 抗体快速检测试剂进行自我检测的行为在 MSM 人群中极为普遍,基于人群的隐蔽性,HIV 和性病在很多人的眼里是难以启齿的话题,于是在申领或者购买试剂时,很多人不敢或不愿主动进行咨询,这就导致了一些自检者在未经专业指导下不规范地为自己或他人进行检测,从而使检测结果的准确性受到影响,无法反映检测者当下真实的感染状况。

(三)检测后相关要点

45. 如果被检测出 HIV 阳性结果,我需要向疾控中心提供哪些信息?

一般需要提供个人身份证信息、居住地址、联系电话、性接触史等信息,并配合工作人员进行流行病学调查用于确证检测、病例报告及落档管理，所有信息均保密处理，不必担心隐私泄露。

46. 如果被检测出 HIV 阳性结果，我需要向提供检测服务的社会组织提供哪些信息？

一般需要提供个人身份证信息和所居住区县等信息用于向现住址所在地疾病预防控制中心进行转介，具体要求视当地规定。保密是社会组织、医院门诊和疾病预防控制中心进行 HIV 检测工作的首要原则，因此不必担心向社会组织工作人员提供的个人信息被泄露。

47. 为什么进行流行病学调查必须实名制？

艾滋病作为一种法定乙类传染病，感染者和病人档案由各级疾病预防控制中心统一进行管理，流行病学调查所获得的信息是为确证检测和落档管理提供必要的信息支持，实名制能确保确证检测报告的真实性，为后续的随访治疗提供有效凭证，同时信息越真实越有助于理清疫情传染链条，追溯传染源，减少二代感染。

HIV 抗体检测确证报告是后续启动抗病毒治疗的基础要件，抗病毒治疗多在当地定点医院进行，医院就医均为实名制，因此确证信息与个人身份证件信息必须匹配才能就医。同时，实名制确证和就医也有利于定期随访，监测健康状况和评估疗效。无论是社会组织、疾控还是定点医院，对感染者个人信息均严格保密。

《艾滋病防治条例》第三十九条第一款：疾病预防控制机构和出入境检验检疫机构进行艾滋病流行病学调查时，被调查单位和个人应当如实提供有关情况。

48. 感染 HIV 会被告诉家人吗？

如果确诊阳性，只通知患者本人，由患者本人携带身份证到相关的管理部门领取报告，工作人员需要依法依规保护患者的隐私，但是也会提醒患者本人，应该去告知其伴侣、保护其伴侣。

49. 不幸感染 HIV，会不会最后变得"人尽皆知"？

肯定是不会的。进行 HIV 筛查检测的定点医院或疾控中心，对每位被检测者的个人信息和检测结果都是严格保密的，检测结果只会电话或面对面通知本人，最大限度地保护被检测者的个人隐私。

筛查阳性者，为了进一步进行确证检测，需被检测者提供真实的个人信息，如：身份证号、家庭住址、联系方式等，拒绝提供者则不能进行确证检测。因此，感染者不用担心感染情况"人尽皆知"，每位感染者的个人隐私都是受到法律保护的，除非本人告知，否则没人会知道。但是每位感染者为了自身和家人朋友的健康，应该遵循医嘱按时按点规律服药、定期进行检查。

50. 送检到疾控中心的样本会不会有检测错误的可能？

不会的。首先，疾控中心实验室检测人员都是经过专业学习培训考核合格后才能上岗，检测严格按照操作标准进行；其次，对于样本采集和处理、样本的保存、运送、接收的过程都有明确的要求和规定，[①]每份送检至疾控实验室的样本都会进行标记以避免混乱；最后，每份初筛有反应的样本都会进行复检，以提高 HIV 抗体检测的特异性，因此不必担心送检至疾控的样本会被弄混导致检测错误。

51. 发生高危行为三周后进行 HIV 抗体快检结果阴性可以排除感染吗？

不一定。如检测结果无反应，提示可能尚未感染 HIV，但如果近期有无保护的高危性行为，则不能排除窗口期，建议至少 4—6 周后检测或复检。

52. 为什么有时快速检测试剂结果为阴性，但在试剂存放一段时间后 T 线会出现反应，即出现两条杠？

这是血液长期暴露于空气中，血液中的铁离子发生氧化反应在 T 线位置处显色的结果；快检结果应及时判读，一般来说加样 15—20 分钟时应及时判读结果并清理试剂，最长不应超过 30 分钟。

---

① 《全国艾滋病检测技术规范（2020 年修订版）》。

53. HIV 核酸检测结果为阴性是否代表未感染 HIV？

核酸定性检测阴性不能排除 HIV-1 感染，特别是对有高危行为、暴露前或暴露后预防用药的个体，需要根据流行病学史、临床表现和实验室其他相关指标进行诊断。

首先要排除窗口期的影响，建议高危行为后度过窗口期再进行检测；其次，部分药物的作用可能会影响检测结果，比如暴露前或暴露后预防用药，可能需要停药一段时间后才可以进行 HIV 核酸检测，以评估预防或阻断是否有效；最后，HIV 感染者在接受抗病毒治疗一段时间后，其病毒载量可以控制在检测线以下，结果显示为"TND"，这种情况下仅仅进行 HIV 核酸检测，其结果也会显示阴性。

HIV 感染者在启动抗病毒治疗后，HIV 核酸检测仅作为疗效评估的病毒学指标，不作为判断是否感染的指标。[①]

54. 病毒抑制成功的感染者进行 HIV 核酸检测，结果会不会为阴性？

不同地区对于抗病毒治疗成功的标准各有不同，我国将病毒学抑制的标准界定为：经过抗病毒治疗 24 周以上，HIV 病毒载量小于检测下限（< 20 或 50copies/mL），在实现病毒学抑制成功后，如果感染者进行 HIV 定性核酸检测，其结果会显示阴性；不过作为监测评估疗效的标准之一，感染者应进行 HIV 定量核酸检测，即病毒载量检测。

（四）HIV 诊断相关要点

55. 朋友自测 HIV 抗体结果阳性，下一步该怎么办？

首先要稳定朋友情绪，并对朋友的检测结果保密；然后，冷静进行复测，严格按照试剂说明书进行操作并判读结果；如果结果仍为待复查，建议协助朋友尽快与当地疾病预防控制中心或艾防社会组织联系求助，通过绿色通道尽快复检和进行下一步补充实验；也可以陪同朋友到当地医院自愿咨询检测门诊进

---

① 《全国艾滋病检测技术规范》（2020 年修订版）。

行初筛检测。

感染 HIV 并不意味着身体健康已经受到重大损伤，更不意味着人生道路的失败，只要及时发现及时治疗，可以最大限度上降低病毒对身体的危害，获得与非感染者相当的生活质量和预期寿命。如果本人与朋友存在或既往存在过性伴关系，也应尽快进行检测，了解自身感染状况，必要情况下紧急阻断。另外，即便朋友确证为 HIV 感染者，也不应歧视，日常生活接触不传播艾滋病，应该给予朋友足够的关怀。

56. HIV 快检试剂的 T 线颜色深是不是表示感染时间已经很久，或者病毒载量很高？

T 线颜色深浅与感染时间长短或病毒载量高低没有明显关系。检测区（T）的条带颜色可深可浅，但只要是两条红色条带出现，一条处于 C 区，一条处于 T 区，那不管 T 区的颜色深浅程度，结果都是有反应。

感染时间长短需结合既往检测史、性接触史和 CD4 + T 淋巴细胞计数及病毒载量结果进行研判，病毒载量高低需进行病毒载量检测后获知。一般来说，感染后急性期及发病期时病毒载量暴增，会维持在相对较高的水平；潜伏期内病毒载量相对较低，但仍具有破坏性和传染性。

无论 T 线颜色深浅，只要显色就说明检测结果异常，需要进行复检和进一步确证检测，尽快排除或确定感染。

57. 疾控中心告知我的确证检测（WB）结果为不确定，是否只能再等一段时间重新采样检测？

一般来说，HIV 抗体确证检测（WB 检测）结果不确定，疾控中心工作人员会建议 2—4 周后再次采样检测，根据复检结果再进行判断。

条件允许的情况下，在 HIV 抗体确证检测结果不确定时，还可以进行 HIV 核酸检测，如果病毒载量高于 5000copies/mL，也符合确证标准，可以出具 HIV 阳性确证报告，有利于尽快启动治疗。

不确定结果是指在进行了 HIV 抗体确证实验时，试验条带上出现了蛋白带型，但按照《全国艾滋病检测工作规范》和试剂说明书的要求，这些带型不足以诊断为 HIV 抗体阳性，即为不确定结果。造成检测结果不确定的原因可能有：

（1）检测对象处于窗口期：窗口期是从初次感染 HIV 到血液中能检出 HIV 抗体这一段时间。由于血清还没有形成典型的抗体反应，因此不能检出抗体。

（2）艾滋病病程进展到晚期，抗体水平下降。

（3）其他非病毒蛋白抗体的交叉反应：这种情况可见于自身免疫性疾病、某些恶性疾病、怀孕、输血或器官移植等情况。

（4）接种过 HIV（试验性）疫苗。[①]

58. 为什么医院能进行 HIV 抗体检测，但是不能确诊 HIV 感染？

HIV 确诊需进行 HIV 抗体确证检测或核酸检测，要在具备相应资质的实验室进行。目前大多数医院具备 HIV 抗体初筛能力，但未必具备 HIV 确证实验室，因此会将初筛有反应的样本送至当地疾病预防控制中心进行检测。

一般各地疾病预防控制中心具备 HIV 确证实验室，可以进行确证检测，并出具确证报告。部分定点医院也具备 HIV 确证实验室，可进行确证检测，但感染者信息仍由当地疾病预防控制中心统一管理。所以初筛检测只是初步判断，是否感染 HIV，还需通过 HIV 抗体确证检测或核酸检测来确诊。

59. 确证后疾控中心和定点医院建立的个人档案对个人人事档案有没有影响？

HIV 确证后疾控中心和定点治疗医院会为感染者建立随访档案，用于保存感染者本人基本信息、HIV 感染确证情况、治疗状况和随访记录等，只用于医疗系统内部存档和管理，并由专人负责登记和保管，所有信息均保密处理。

个人从小到大建立的人事档案由劳动和社会保障部门及其下属人才市场或其他具备档案管理能力的部门进行保存和管理，与疾控建立的个人档案无

---

① 吴尊友 . 艾滋病检测咨询使用手册 [M]. 北京：人民卫生出版社,2013：37-38.

关,二者不会混淆。

《艾滋病防治条例》第三十九条第二款:未经本人或者其监护人同意,任何单位或者个人不得公开艾滋病病毒感染者、艾滋病病人及其家属的姓名、住址、工作单位、肖像、病史资料以及其他可能推断出其具体身份的信息。

三、HIV 预防

（一）HIV 感染风险评估

60. 一次意外地暴露于 HIV,就一定会感染吗?

接触 HIV 不等于患上艾滋病。根据目前的研究,HIV 传播的可能性与性行为方式有直接关系,其次与 HIV 的类型、人的个体差异等因素有关。HIV 单次暴露感染的可能性很低,并且还有补救的机会,即暴露后阻断（PEP）。

科学研究表明,暴露后阻断（PEP）能降低 HIV 感染风险 80% 以上,推荐在暴露事件发生后的 72 小时以内及时开始服用阻断药,并且越快越好,服药时间越晚,阻断的成功率越低。而 72 小时以后,根据现有的研究表明,HIV 感染大多已经建立,盲目用药也没有避免感染的余地了。

61. 在非正规机构进行拔牙、医美、文身等活动,有可能感染艾滋病吗?

有可能的。由于非正规的牙科医院、美容院、文身店等机构使用的器械可能未经严格、正规或者彻底的消毒处理,一旦上一个使用的人是具有传染性的 HIV 感染者,下一个使用者在拔牙、医美、文身等活动中有皮肤破损,很有可能因此感染 HIV。因此,一定要到正规机构进行拔牙、医美、文身等活动。

62. 日常生活中,哪些行为不会传播 HIV?

（1）与 HIV 感染者或艾滋病病人握手、拥抱、礼节性接吻（无皮肤黏膜破损的干性接吻）。

（2）与 HIV 感染者或艾滋病病人一起吃饭、共用碗筷和杯子；一块使用公共设施,如马桶、游泳池、公共汽车等。

（3）同空间,HIV 感染者或艾滋病病人打喷嚏、咳嗽、流泪、出汗等。

（4）蚊虫的叮咬，如蚊子、苍蝇、蟑螂等。

（5）与HIV感染者或艾滋病病人发生肢体冲突，只要没有同时出现伤口并接触，也不会传染。

63.在日常生活中，不小心碰触到HIV感染者的血液或其他体液应该怎么办？

没有伤口时，用肥皂水和流动水清洗皮肤，如果有血液或体液溅入眼睛要用生理盐水清洗。如果有伤口时，要尽快将污染的血液挤出，应在伤口旁由近心端往远心端轻轻挤压，再用肥皂水和流动水清洗皮肤，酒精消毒后包扎伤口，并且及时向医生进行咨询，评估感染风险，必要时采取暴露后阻断的预防措施。

64.同样在未使用安全套的情况下，被插入方的感染风险是不是大于插入方？

理论上，由于阴道和直肠黏膜比表皮更脆弱，作为被插入方产生破损并发生体液交换的可能性更高，同时结合感染者流行病学调查的统计结果，与插入方相比，作为被插入方在无保护性行为的前提下，基于生理结构和统计学的分析，感染风险更高。因此作为被插入方，要监督插入方做好安全套、润滑剂等安全保护措施，保护自身和他人的健康。

无论作为插入方还是被插入方，在未明确对方感染状况的情况下，都不建议在不做任何保护措施下发生性行为。

65.作为被插入方，满足什么条件才能通过口交感染HIV？

一般来说需要满足以下四个条件，首先，插入方分泌前列腺液或精液；其次，被插入方口腔存在破损；再次，插入方分泌的前列腺液或精液直接与口腔创口接触；最后，插入方是HIV感染者且尚未实现病毒抑制成功，其前列腺液及精液具有传染性。

66.满足什么条件才能通过接吻感染HIV？

一般唾液中不存在HIV，如果其中感染的一方病毒载量很高、口腔存在破损，唾液中有血丝，夹杂血液或组织液；另一方口腔存在破损的情况下，存在通过接吻传播 HIV 的可能性，但这种可能性在现实中极低。

67. 互穿内衣会不会有感染 HIV 的风险？

干净的内衣不会出现传染 HIV 或性病病原体的可能，沾有新鲜体液，如血液、精液、阴道分泌物的情况下存在性病和 HIV 传播风险，建议立即静置消毒处理。此外，无论是不是出于个人卫生，内衣作为个人用品，都不建议借给他人使用。

68. 为什么蚊虫叮咬不传播 HIV？

理论上不会通过蚊虫叮咬传播 HIV，这是由蚊虫生理特征决定的，蚊虫口器（也就是嘴巴）的结构是单向的，只能从外界吸血而不具备向外注射的能力。其次，从蚊虫的习性来说，在一次吸饱血液之后，至少需要几小时的时间来对血液进行消化吸收，在这一过程中，即便吸来的血液中带有 HIV，也会因为离开人体过久而灭活，从而不具备传染性。

蚊虫叮咬不传播 HIV，但并不意味着不传播其他传染病，尤其是在一些特殊地区，必要情况下还是要做好保护，减少蚊虫叮咬。或者提前注射相关疫苗预防相应的传染病。

（二）HIV 感染风险降低——知情交友

69. 经常做检测的人是不是"玩得更乱"？

未必如此。性行为频繁、性伴更换频繁、多性伴关系者更有必要进行定期检测，及时了解自身感染状况，一旦发现感染可以快速发现并启动治疗，从而避免病毒进一步传播。事实上，定期进行检测是对自己和对他人健康更负责的行为，是一个关注自身健康的好习惯，与道德无关。相反，试想一个性行为频繁、性伴更换频繁、多性伴关系的对象，如果不定期进行检测，无论是自己还是他人都无法及时了解其感染状况，那么我们倾向于认为此人存在更高的感染和传播风险。另外，定期检测的人还有可能仅仅是出于"恐艾"的心理，未必是"玩得更乱"的人。

70. 对方是已婚人士，会不会比较安全？

是否已婚与 HIV 感染状况无关。有的新人在结婚前会进行婚检，部分人会选择进行传染病检测，可以发现一部分新发或既往感染者，但尚无法做到横断面上的人员全覆盖；其次，婚姻绝非健康的保证，婚后通过非婚内途径接触和感染 HIV 的大有人在，已婚人士在每年 HIV 确诊人群中亦占有很大比例，在实际工作中我们也遇到过不少婚内传播的案例；此外，很多已婚人士也未必能做到定期检测以了解自身感染状况，因此，"已婚"的身份不能作为未感染 HIV 的证明，更不应成为拒绝检测的理由。

71. 对方是公务员 / 在事业单位工作的公职人员，会不会更安全？

未必如此。"公职人员"或"体制内"的身份并不能作为未感染 HIV 的证明。很多人认为公务员、事业单位等"体制内"人员在入职前会进行各项传染病检测，有的单位每年还会定期组织体检，应该属于"定期检测"的安全人群，但实际情况可能并非如此。

参照公务员体检标准的入职检查中，的确将 HIV 感染者筛除在了公职部门之外，但入职后并非每年会组织体检，重点是体检的项目也大多不包含 HIV、梅毒等性病检测。实际生活中公职人员感染 HIV 的情况依然存在，并且也未必能做到定期检测及早发现，因此公职人员身份不是避免 HIV 感染的"护身符"，身为公职人员，如果偶然或持续存在有可能暴露于 HIV 的风险行为，要及时或定期进行检测。提醒广大朋友，与公职人员交友也要将健康放在重要位置，做到先知情，再交友。

案例分享（五） **知情交友，事先及时了解对方感染状况，降低 HIV 感染风险**

· 案例来源：天津深蓝公共卫生咨询服务中心

【案例背景】

刘先生定期在天津深蓝公共卫生咨询服务中心（以下简称天津深蓝）进行

HIV 检测，经过多次咨询检测，自身具备一定的安全意识，并了解一些降低感染风险的方法。2023 年 5 月刘先生在进行定期检测后，主动向咨询员了解"艾自检"相关事宜，称自己在交友软件上认识了一位近期在天津出差的朋友，二人兴趣相投，有进一步发展亲密关系的计划，并现场申领自提了一套双人份伴侣检测试剂以备不时之需。

【案例过程】

几天后的一个晚上，咨询员接到刘先生的电话，称其刚刚与对方一起进行了 HIV 抗体快检，自己的检测结果呈阴性，对方则是两条杠的待复查结果。经过简单沟通，刘先生带着对方来到了天津深蓝服务站，在讲解相关事宜后，咨询员为二人进行了复检，检测结果与其自我检测结果一致。

刘先生表示，自己与这位朋友原计划当晚"为爱鼓掌"，在此之前刘先生主动询问了对方的健康状况，对方称自己已有家庭，平时工作比较忙，已长时间未与他人发生过性接触，目前身体也没有任何的不适，觉得自己肯定安全，并表示如果刘先生坚持，可以接受 HIV 检测。刘先生虽然放下了一些戒备，但多次检测咨询过程中了解到的知情交友原则和各种感染的案例还是让他坚持面对面检测，同时这也是主动展示自身健康状况的示好行为。但面对对方两条杠的检测结果，刘先生仍心有余悸，表示还好自己坚持了事前检测，这才避免暴露于 HIV，也省下了后期阻断的经济成本和忧心感染的心理成本。

【案例结果】

在咨询员的协助下，刘先生的朋友进行了确证检测，现已转档至工作所在的城市启动治疗。刘先生经历了本次风险教育，更坚定了及时了解对方健康状况、知己知彼、先知情再交友的健康习惯。

【案例点评】

在 MSM 群体交往过程中，有家室、工作体面、身体无明显不适等标签往往会成为放松警惕的重要考量因素，从而忽略了通过检测了解对方或双方感染状况的科学途径。得益于定期检测过程中树立的知情交友原则，刘先生坚持进行事前检测，从而及时识别了传染源的存在，降低了暴露于 HIV 的风险，从而避免了"马失前蹄"的情况发生。

（三）HIV 感染风险降低——安全套

72. 安全套的有效防护率是多少？

一般来说使用安全套的有效保护率在 7—9 成左右，同时要注意全程正确使用，并配合水性润滑剂使用，避免因摩擦导致的安全套破损。

使用安全套对于性传播传染病并不能起到 100% 的预防效果，但却可以用较低的成本产生相当高的防护效果，是性价比最高的预防措施，因此在发生性行为时建议全程正确使用安全套。

73. 如何正确使用安全套？

使用安全套是预防 HIV 最经济、有效、无害的方式，全程正确使用合格的安全套，没有发生破裂和滑脱，不重复使用，可以有效避免感染艾滋病毒。

使用前应特别留意安全套的生产日期和有效期，确保安全套不过期；

良好的润滑剂对防止安全套破裂很重要，只能使用水性润滑剂，油性润滑剂容易造成安全套的破裂；

在使用安全套前要将前端小囊捏瘪，排出空气；

全程都要使用安全套，即在阴茎接触阴道，肛门或口腔之前就要戴上安全套，射精后立即将安全套抽出；

注意安全套有无破损，如有破损应考虑及时进行暴露后预防。

74. 市面上"001"超薄安全套会不会不安全？

一般来说正规品牌的安全套均为质检合格后才能上市，广告宣传中"001"系列的安全套在体验感方面更能满足部分人对安全套超薄的需求，但无论是何种安全套，一定要正确使用才能起到应有的防护作用。

75. 安全套橡胶材质的空隙比 HIV 病毒颗粒大，戴套是否依然有效？

安全套阻断的是体液交换，病毒传播需要借助体液交换进行，即便是比 HIV 病毒颗粒体积还小的病毒，只要其所在的体液无法穿透安全套，那么其中的病毒就无法穿过安全套进入他人体内，并且不受体液中病毒载量数值的影响。因此，我们依然建议在与他人发生性行为的过程中正确使用安全套，最大限度上减少体液交换，从而降低病毒感染的风险。

76. 同时使用两个安全套是否会更加安全？

不是的。同时使用两个安全套反而使安全套本身更容易破损，增加疾病传播和病毒感染的风险。

77. "液体套"是否也能起到和传统安全套一样的效果？

不能。"液体套"实际上属于类似消毒凝胶的杀菌剂，不能起到预防 HIV 和性病的作用。虽然这种杀菌剂可能对减少感染起到一定作用，但对于不断渗出的体液中的病毒无法实现足够的灭活作用，大家还是要将使用安全套作为防护措施首选。

（四）HIV 感染风险降低——润滑剂

78. 应如何选择适合自己使用的润滑剂？

目前的润滑剂分类只有三种：

第一种是含有脂肪类的、油脂的，适用于不需要使用安全套的人群；

第二种是水质润滑剂，因为安全套的乳胶薄膜可以被油脂破坏而产生微孔洞，所以使用安全套必须使用水质润滑剂；

第三种是硅质润滑剂，优点是不易挥发。

足够的润滑剂，对于性安全是有很大的意义的，能够降低软组织由于过度摩擦而导致的损伤。性安全与性快感与润滑剂有关，所以了解润滑剂种类并选取适合自己的很重要。

79. 灌肠是不是降低 HIV 感染风险的方法？

不是的。除医疗需要外，过度灌肠容易对直肠或肛周造成新的破损，反而增加了暴露于 HIV 的风险。因此，建议在提前做好排便、肛周清洗等简单清洁准备后，尽量不要进行深度、过度的灌肠。

80. 肛交后立刻灌肠可以降低 HIV 感染风险吗?

不能。首先,发生完肛交行为后立即进行灌肠,有可能对直肠或肛周造成新的可见或不可见的皮肤黏膜破损;其次,立刻灌肠还有可能将含有病毒的体液冲到直肠更深的部位,而越深的肠壁皮肤黏膜越脆弱;以上行为都有可能非但没有降低 HIV 暴露风险,反而使暴露风险大大增加。最后,建议在未发现明显创口的情况下,将直肠内遗留的体液直接排出,并简单对肛周进行清洗即可。

81. 家中或酒店的淋浴设备可以用于灌肠吗?

使用淋浴设备进行灌肠是不推荐的做法,原因如下:

(1)水流速度过快是有可能导致肠管破裂的;

(2)自然水和体液并非等渗液体,容易造成肠道脱水,电解质紊乱;

(3)温度不好控制,过高或过低都会对肠道产生刺激;

(4)液体的量无法精准控制,容易造成肠破裂。

(五)HIV 感染风险降低——新型毒品宣教

82. 使用新型毒品(如冰毒、摇头丸、K 粉等)会增加感染 HIV 的风险吗?

会的。一方面,新型毒品多为兴奋剂和致幻剂,很容易激发性欲,加上使用者多为群体性娱乐场所年轻人,更容易在滥用毒品后发生无保护的不安全性行为;另一方面,很多使用新型毒品者没有固定的伴侣,伴侣间也不清楚彼此的身体状况,使得使用新型毒品的人群成为各种性病和 HIV 传播的重要传染源。

因此,不管什么情况下都一定要远离毒品!

83. 使用 RUSH 对身体有哪些危害?

首先,吸入 RUSH 可能导致鼻炎、哮喘、皮肤过敏等;其次,长期使用 RUSH 会使眼压增高,影响视力神经,增加患青光眼的风险;同时,吸入 RUSH 会迅速增加心脑血管负担,严重者容易造成中风甚至猝死;最后,长期使用 RUSH 容易造成心理依赖直至成瘾,往往更容易造成勃起不坚甚至阳痿。

84. 为什么有人闻了 RUSH 会感到恶心？

RUSH 在本质上属于亚硝酸盐，吸入后会加速血液循环并刺激神经系统，引起神经兴奋，造成胃肠道反应，令人产生头晕、恶心的症状，一般可以自行缓解，严重时请及时就医寻求帮助。在这里要重点提示的是，RUSH 属于新型毒品，不仅会对身体健康造成损伤，还容易上瘾，难以通过常规方法戒除。

新型毒品——成瘾物质专题

不要一提"成瘾物质"就想到海洛因、吗啡、鸦片这些传统毒品，其实目前在社会上被广泛滥用的是合成毒品以及管制药品，大家身边最常见的有冰毒、麻古、RUSH、0 号胶囊 /G 点液、小白瓶、娱乐大麻、K 粉、摇头丸等。那是在什么情况下可能会使用它们呢？

通常使用这些成瘾物质的群体都是围绕能产生"快感"或是想要"达到某个目的"而使用；以下几种情形下比较常见：1. 增强性兴奋 2. 止疼或后庭开发 3. 引诱迷奸 4. 夜场 / 娱乐嗑药。

1. 增强性兴奋：

①冰毒：堪称"毒品之王"！苯丙胺类毒品，外观为纯白结晶体，故被称为"冰"（Ice），是成瘾性极强的兴奋剂类毒品。最早是用于缓解鼻炎症状使用，二战结束后开始被当作兴奋剂使用，目前主要是通过烟锅和冰壶加热吸食雾化蒸气，来达到吸食目的，一般吸入 3—5 口就会"上头"，表现为：快乐兴奋、失眠、幻听、妄想、肢体颤抖、话多、痉挛、抽搐及情绪烦躁、行为失控等现象，有的人吸多了甚至能亢奋一个星期不睡觉，特别是在性方面，为了追求强烈刺激和性兴奋，使用冰毒进行数天不眠不休无所顾忌的性交，这期间不知疲倦，没有困意，没有饥饿感，为了得到性满足可以完全放下羞耻感，被插入方可能会主动要求更强烈的性刺激，为了获得更刺激的性满足，还会发生多性伴和"SM"行为，从一天到几天，严重透支身体。也有个别瘾大的人员，会使用静脉注射，享受到传说中推入冰

毒的一瞬间，"嗞"的一下就能感觉到一股快感从大脑扩散到全身，有充满力量的感觉，但稍一过量，就有可能猝死！长期吸食会严重损害心脏、大脑组织；可导致永久性失眠，大脑机能不可逆破坏、心脏衰竭、焦虑、紧张或激动不安，有人还会出现精神分裂症。

②麻古：主要成分是冰毒＋咖啡因＋香料，主要作为调味剂和冰毒混用，调节冰毒口感口味，因为价格偏高，很少单独使用，以缅甸生产的为最优，也称"缅古"，和适量冰毒混合在一起，也是加热后吸食雾化蒸汽，因为口感香甜，不知不觉就会吸食过量。

③RUSH：亚硝酸异戊酯类挥发性溶液，是一种有"助性"作用的辅助吸入剂，市面上的RUSH，主要是通过将亚硝酸异丙酯或亚硝酸丁酯按比例添加其他挥发性溶剂混合而成；吸入能引起心动过速和血压急速降低并快速升高，从而产生体表的潮红发烫、皮肤敏感性增加、兴奋、躁动不安；能扩张血管，放松肛门平滑肌，降低被插入时的疼痛感。虽然没有药物性成瘾，但是会导致心理和行为上的依赖；因为它能使人全身血压在几秒钟内忽高忽低，全身血液在体内犹如坐过山车一般，由此造成青光眼、心律失常、血管抑制、血压异常、休克、猝死的危险。

2. 止疼或后庭开发：

①0号胶囊/G点液：这是一群色胺类致幻剂的总称，虽无生理性成瘾，但摄入后会发生精神状态改变，或兴奋或迷幻或焦虑；使用者伴随强烈兴奋和不自控的全身颤抖；使用方式为将少量药品推入肛门，通过直肠黏膜吸收，通过肝脏门静脉进入血液，一般10分钟左右开始上头。有人因为沉浸于性幻想和来自肛门的性快感从而忽略对方是否使用安全套，很多被插入者在事后根本回忆不起来当时都发生了什么。因为肠液分泌增加，使安全套与直肠的摩擦更加明显，长时间的性行为会出现涩涩的不适感，从而降低安全套的使用水平。过量使用后可导致心脏炎症、心脏衰竭、肝中毒、呼吸抑制或突然死亡。

②曲马多：曲马多是阿片类中枢性，主要用于性从业者的肛交止疼，一般是在接受肛交前口服，能缓解被插入时的疼痛，主要是一些刚入行的MB在使用，长期使用有成瘾性，早在 2008 年就被划为国家二类精神药品。长期使用除了成瘾外，还会使个体对麻醉药的敏感度降低，会出现服用其他止痛药效果不明显或无效的情况。

3.引诱迷奸：

①小白瓶：2020 年左右兴起，用来替代 0 号胶囊或者 G 点液，但效果很不理想，因为据使用者反馈除了嗜睡几乎没有性兴奋；主要成分是 γ- 羟基丁酸；主要的用法有两种：一种是少量口服，因为无色无味，根本无法被发觉；一种是用推进器灌注到直肠内，通过肝脏门静脉吸收，直接进入血液循环，用量少会感觉无力，倦怠感、放松、不抵抗，如果一次用过量，会进入深度睡眠，即使中途醒来也会出现记忆断片的情况，对之间发生的事情记忆模糊，或者干脆不知道发生过什么，也称为"失忆水""乖乖水""听话水"。

②迷奸药：我们在网络上能看到的所谓"迷药"大部分都是此药品，成分是氟硝西泮（又名氟硝安定），此药品属于强效镇静催眠药，诱导睡眠迅速，可持续睡眠 5—7 小时。购买和使用此药品的人都有不良企图，通常是下到饮料里哄骗对方喝下，因为它能导致失忆，经常有被害者在药物作用下因无力反抗而被强奸、拍裸照或抢劫。氟硝西泮与酒精以及其他镇静催眠药合用后可导致中毒死亡。

③三唑仑：三唑仑也是很常见的失眠药和抗焦虑药，作用与氟硝西泮相似，药效是传统安定的数十倍，起效快，毒性相对更低，一般 2—3 片就能"放倒"一名成年男性，同样也是碾碎了混在饮料里哄骗对方喝下，所以陌生人给的饮料千万不要喝。

4.夜场 / 娱乐嗑药：

①娱乐大麻：也叫印度大麻，主要含有 THC（四氢大麻酚），是娱乐大

麻区别于医用大麻的主要原因。少量吸食会产生放松美好的感受。THC 是对中枢神经系统作用最强的精神活性成分，滥用会致幻并造成严重精神影响。这类吸毒者的记忆力受损，影响逻辑思维和计算能力，整个人反应迟钝木讷，导致难以做依靠智力的综合性工作；对时间、空间产生错觉，觉得时间过得特别慢，原来只有几分钟的时间，却觉得过了好几小时。有些人为了能让各种快感持续更久，将大麻与冰毒联合使用，让自己沉浸在快乐当中，没有时间概念；一旦吸食过量会伴有思维紊乱、幻觉、妄想、自我意识障碍，仿佛掉进自己某个时空的口袋，无法逃出，出现绝望和恐惧感。长期吸食严重损伤脑功能仿佛自己掉进某个"黑暗的深渊"。

②咳嗽药水：目前常见的滥用制剂，包括含有磷酸可待因和盐酸麻黄碱成分的止咳水，1 次超过 60mL 会兴奋，有些人就会表现出兴奋、躁动不安。大量服用则会产生快感和幻觉，有些人形容是飘飘欲仙感，能在夜店或 Disco 舞厅不知疲倦地跳到天亮；这两种都属于毒麻类药品，过量服用会损伤人的中枢神经，出现手抖、失眠、痉挛、抽搐及情绪烦躁、行为失控等现象。

③K 粉：成分氯胺酮，是一种非巴比妥类静脉麻醉药，原先用于手术麻醉，后来被滥用，主要出现在夜场或轰趴聚会上，主要为鼻吸，大剂量使用能兴奋心血管，吸食者会随着音乐节奏强烈摇晃身体，疯狂地摇摆还会造成心力、呼吸衰竭。吸食过量或长期吸食，对心、肺、神经都造成致命损伤，并能引起幻觉、情绪抑郁、镇静、催眠，甚至昏睡，对中枢神经的损伤比冰毒更强，吸食过量可致死。长期滥用可使人记忆力衰退及认知能力障碍，亦可给人带来躯体和心理依赖，并会因出现幻觉而伤及自己或他人。

④摇头丸：苯丙胺类毒品，以 MDMA（3,4- 亚甲基二氧甲基苯丙胺）为主要有效成分，配合不同剂量其他苯丙胺毒品，如 MDA（4,5- 亚甲基二氧基苯丙胺）、AM（苯丙胺）及 MAM（甲基苯丙胺），总体来说是个混合型毒品；主要出现在夜场或轰趴聚会上，一般是舌下含服，通过舌下毛细

血管快速吸收入血液，有强烈的中枢神经兴奋作用，表现为：活动过度、感情冲动、性欲亢进、嗜舞、偏执、妄想、自我约束力下降以及出现幻觉和暴力倾向等。吸食摇头丸后，身体会轻微地有节奏晃动，会产生疲惫、放松的感觉。当受到强烈的音乐或节拍刺激，就会随着节拍不由自主地手舞足蹈，甚至疯狂甩头，音乐节奏越强烈，头晃动得越厉害，3—4小时内无法自拔，故此被服用者称之为"摇头丸"。

案例分享（六）　通过直播干预宣教，降低新型毒品危害

· 案例来源：贵州省爱之缘关爱协会

【案例背景】

2022年12月，小吴通过爱之源工作人员在交友软件上的检测动员来到了爱之缘花果园检测点。在咨询环节，他细致地描述了自己担心的问题。

刚读大二的小吴，在大一学习生活期间开始使用交友软件认识朋友。由于自己是"零号"（被插入方），又特别害怕感染HIV，因此每次发生性行为都会要求对方使用安全套，但由于性经验不足，每次都因疼痛而不得不中止，因此很不开心。

直到有一次，对方拿出一瓶印着"RUSH"标签的不知名液体让他闻，说闻这个可以让括约肌放松，降低疼痛感。他抱着试一试的心态，闻了下，感觉有些刺鼻，但随后便产生了上头、发热的感觉，小吴觉得有些不适，但对方坚称这是正常反应，多闻几次就习惯了，小吴半信半疑照做了，随后全身发热，脑袋嗡嗡响，安全性行为的原则也被抛诸脑后，认为一次无保护性行为不可能导致感染。神奇的是，在药物影响下疼痛感的确没有那么明显了，小吴第一次享受到了性行为的快感。

之后小吴通过个人渠道也购买了一瓶，几乎每次和别人发生性行为时都会使用。起初他还是会担心感染，但每次使用后理智都被欲望战胜，在无保护性

行为的路上一去不返。直到通过咨询员动员，才意识到自己有必要直面这个事情，并且有必要了解自己的感染状况。

【案例过程】

在最后一次性行为 4 周后，小吴来到了监测点。咨询员首先结合小吴的健康习惯评估了行为风险，并着重向小吴讲解了 RUSH 等药品作为新型毒品对身体健康产生的危害，之后为小吴提供了 HIV 抗体快速检测，检测结果为阴性。小吴本以为自己经历过多次无保护性行为后应该已经感染 HIV，幸运的是其检测结果显示自己并未感染。小吴对检测结果十分欣喜，也震惊于新型毒品对身体健康带来的巨大危害，决定此后不再使用这类物品，也会要求性伴停止使用此类精神药物。

过了几个月，小吴带着一位同龄年轻人一起来到爱之缘花果园检测点进行检测，小吴称对方是近期认识的朋友，也是 RUSH 等精神物质使用者，经常在使用此类药品后与他人发生无保护性行为，且长期未进行过 HIV 检测，因此小吴目前并未与其发生性接触，而是和他一起来进行事前检测。

【案例结果】

咨询员首先对小吴摒弃新型毒品、知情交友还定期检测的行为进行了鼓励，紧接着为二人进行了 HIV 抗体快速检测，小吴检测结果为阴性，而对方检测结果为待复查，后经转介至当地疾控中心进行确证检测。

小吴表示，如果自己还像之前一样依赖于 RUSH 等药物，在认识这位新朋友之后大概率会发生无保护性行为，因此，咨询员的讲解和宣教使他及时悬崖勒马，肉眼可见地避免了本次可能的 HIV 感染。

【案例点评】

探索快感的过程本可以增进伴侣感情，但如果借助新型毒品来跳过适应的过程，不但极易对毒品成瘾，还会因此丧失安全防护能力，增加感染风险。咨询员及时对服务对象进行新型毒品危害教育，帮助其尽早戒除新型毒品使用，使其回到保持防护意识、做好安全措施的正轨，从而有效降低了感染风险。

（六）HIV 感染风险降低——暴露前预防（PrEP）

85. 什么是 HIV 感染暴露前预防（PrEP）？

当人面临 HIV 感染高风险时，通过服用药物以降低被感染概率的生物学预防方法。

86. 暴露前预防（PrEP）适用于哪些人群？

男男性行为者（MSM）、与男女发生性关系的男性和不使用安全套的男性、变性人、性工作者、多性伴者、STI 患者、共用针具或注射器或其他器具者。

87. 暴露前预防（PrEP）用药应如何服用？

一般来说，暴露前预防用药的服用方式有两种，分别适用于不同性行为或性伴更换频率的人群。

（1）每日服药：每日服用 TDF/FTC 是对所有高风险人群推荐的口服 PrEP 方案，推荐每 24 小时口服 1 片 TDF/FTC。如有计划停止或中断 PrEP，须在最后一次风险暴露后持续使用 TDF/FTC7 日。

（2）按需服药（2-1-1 方案）：仅推荐用于 MSM，2-1-1 方案在预期性行为发生前 2—24 小时口服 2 片 TDF/FTC，在性行为后，距上次服药 24 小时服药 1 片，48 小时再服用 1 片。

88. 暴露前预防药"2-1-1"服用方式的有效率会不会比按天服用低？

只要严格按照用药指南中"2-1-1"服用方式用药，即可实现在发生可能的 HIV 暴露时体内已达到足够的血药浓度，在原理上与按天服用的方式一致，二者主要的区别在于针对服用者性行为频率的不同。

一般来说，每周与他人发生性行为 2 次以上的用药者更适用于按天服用，长时间维持足够的血药浓度，一般建议提前 7 日开始按天服药；每周与他人发生性行为次数少于 1 次的用药者可根据实际需求选择"2-1-1"按需服用的方式。值得注意的是，按需服用的方式仅适用于男男性行为群体。

89. 服用暴露前预防（PrEP）药物对身体有哪些副作用？

服用 PrEP 可能会出现恶心、头痛、体重下降、胃肠胀气、腹泻、腹痛、乏力、眩晕、骨密度下降、肾功能轻微损伤等副作用，但一般来说，PrEP 的副作用一般较轻或不易出现，在几周内即可自行缓解，几乎可以忽略不计；但由于骨密度下降和肾功能受损症状一般不易察觉，因此建议定期进行随访检查，定期评估身体健康状况是否适用于继续服用 PrEP。

如果出现严重的药物反应，请尽快就医寻求专业评估和处理。

90. HIV 暴露前预防用药之前需要做检查吗，做哪些检查？

经过暴露风险评估，适用 PrEP 后，还需进行：

（1）HIV 抗体检测，结果呈阳性反应者不适用于 PrEP，已感染但未检出者更容易发生耐药；

（2）肾功能检测，肌酐清除率低于 60mL/min 的人群不推荐使用 PrEP；

（3）肝炎病毒检测，乙肝表面抗原阳性者擅自使用或中止使用 PrEP，存在急性肝炎发作风险，造成严重的甚至不可逆的肝脏损伤；

（4）性病检测，性病感染者的 HIV 感染风险一般较高，建议进行完整的性病筛查后，在医生指导下启动 PrEP；

（5）妊娠检测，孕期女性应及时评估母婴传播风险，在专业医生指导下根据自身情况评估启动 PrEP 的时间、方法以及注意事项等。

案例分享（七） 暴露前预防用药前检测，应务必排除窗口期

· 案例来源：天津深蓝公共卫生咨询服务中心

【案例背景】

2023 年 4 月末，白先生经过检测动员，来到天津深蓝公共卫生咨询服务中心（以下简称"天津深蓝"）服务站进行 HIV 检测，抗体初筛结果为待复查。在检测咨询过程中，咨询员了解白先生从 2023 年 3 月初开始启动暴露前预防用药，即 PrEP，并且药物服用准时，从未断药漏药，启动 PrEP 前也进行了 HIV 的抗体快速检测，结果为阴性。

【案例过程】

根据白先生的近期性接触史，结合使用 PrEP 暴露前预防用药情况，咨询员给出了近期固定和非固定性伴及时检测的建议。帮助白先生进行 CD4，病载及确证检测，并对白先生讲解了关于感染后的注意事项和隐私保护相关的内容。

【案例结果】

在检测咨询过程中，咨询员了解到白先生在 2023 年 2 月末曾与他人发生过无保护性行为，虽然在 3 月初启动 PrEP 前自行使用 HIV 抗体快速检测结果为阴性，但那时并未排除其 2 月末发生的无保护性行为的窗口期，因此白先生是在未完全排除 HIV 感染，甚至是已经感染 HIV 的前提下贸然自行启动了 PrEP，从而导致了暴露前预防失败。

在启动治疗前，天津深蓝的咨询员协助白先生进行了病毒载量检测，结果为 80copies/mL，明显低于大多数处于急性感染期末期阶段的 HIV 感染者病毒载量检测水平，因此我们可以认为，白先生服用的暴露前预防药在一定程度上起到了抑制病毒的效果。之后，白先生也带领其近期的性伴到天津深蓝服务站进行检测，HIV 抗体快速检测结果均为阴性。

2023 年 5 月初，白先生在天津深蓝工作人员的协助下启动了抗病毒治疗，药物方案为必妥维。

【案例点评】

由于未经专业人士指导和自身对暴露前预防了解得不足，白先生在未完全排除 HIV 感染的情况下自行启动了暴露前预防，由于未及时发现可能的 HIV 感染，导致了暴露前预防失败。虽然白先生在错误使用 PrEP 的情况下，借助药物的病毒抑制作用降低了感染初期的病毒载量，并在一定程度上保护了性伴的安全，但我们并不认为这是值得被鼓励的行为。PrEP 作为一种能有效降低 HIV 感染的措施，十分值得在 MSM 社区大力推广，但无论是启动用药还是随访检测都应在专业人士指导下进行，个人在未经指导下使用有可能出现预防效果不佳、预防失败甚至耐药的不良后果。因此，无论是医疗机构还是社会组织，在大力推广 PrEP 使用的同时应加强用药规范性和随访必要性的宣传，让 PrEP 的效果惠及更多的 MSM 社区及其相关人员。

91. 太禾的预防效果和舒发泰一样吗？

从药物配方上来看，二者配方是一致的，都是 200mg 恩曲他滨＋300mg 富马酸替诺福韦二吡呋酯，太禾作为舒发泰已过专利保护期的"仿制药"，与原研药有着相同的配方和功能，是经过国家严格审批后上市的药物。价格方面，由于关税和市场推广成本的存在，进口原研药一般价格远高于国产药物。

一般人们认为进口原研的药物副作用更小，更新迭代更快，但无论哪种药物，其药物反应都与服用者个人体质有关，因此对药物的选择还应根据自身的经济条件和身体健康状况进行评估考量。

92. 如何从服用阻断药阶段过渡到使用 PrEP？

一年内 2 次 PEP 的使用者，或持续存在 HIV 暴露的求询者，推荐使用暴露前预防（PrEP），最近一次暴露于 HIV 启动 PEP 后，如果持续存在感染高风险行为，经检测未感染 HIV 的情况下，在 28 天用药后即可直接过渡到 PrEP，中间不需要间隔。

93. 吃预防药是不是事前服用了就行？

如果选择按天服用的方式，那么我们可以理解为每日固定时间进行"事前服药"，只要在发生可能暴露于 HIV 的行为后仍坚持每日按时服用即可；如果选择事件驱动型服药，按照用药指南，除了要在发生可能暴露于 HIV 的行为 2 小时前服用两粒药物之外，在首次用药的 24 小时和 48 小时仍需服用一粒，才能实现暴露前预防的效果。

94. 在一段时间内连续发生性行为的情况下应何时吃完"最后一粒药"？

一段时间内连续发生可能暴露于 HIV 的性行为，在首次服药后的每 24 小时都要服用一粒药物，直到最后一次性行为结束后再服用两次药物结束，也就是说，最后一次性行为结束前最后一次服药后的 24 小时和 48 小时各服用一粒药物即可。在这段时间内，相当于"暂时"选择了按天服用的方式进行预防。

95. 女性能使用暴露前预防"2-1-1"按需服用的方式吗？

暴露前预防"2-1-1"按需服药的方式仅适用于男男性行为者，跨性别女性、异性恋单阳伴侣中 HIV 阴性方、静脉注射毒品者以及高风险异性恋男性和女性，均应选择按天服用，才能有效降低 HIV 感染风险。

96. 女性是否适用于提前 7 天按天服用 PrEP 药物？

提前 7 天开始按天服药，从而达到有效血药浓度的方式只适用于男男性行为者，这是因为在提前每日服用一粒药物的前提下，男性直肠部位达到有效血药浓度的时间刚好在 7 日左右。而女性阴道部位达到有效血药浓度则需要 21 日左右，因此提前 7 日进行按天服药以实现有效防护的方式并不适用于女性，盲目使用反而有可能造成感染。

案例分享（八） 通过直播干预促进暴露前预防用药

· 案例来源：合肥市庐阳区青卫公共健康服务中心

【案例背景】

合肥市庐阳区青卫公共健康服务中心（以下简称"合肥青卫"）在开展艾防干预工作中，大力通过互联网直播的形式，向 MSM 人群介绍艾防知识，并进行检测和 PEP/PrEP 的动员和线下转化。合肥青卫在 Blued 社交平台上建立并认证账号，开通直播功能，准备好手机等直播设备，并在直播前发布通知。在直播过程中邀请专业人员参与，与合肥青卫志愿者一起，与目标人群互动。

2022 年 9 月，合肥青卫开展了暴露前后预防专题互联网直播，邀请了当地传染病医院的医生，面向 MSM 人群"观众"讲解艾滋病知识，重点介绍暴露前后预防的概念、作用、注意事项等要点。青卫志愿者也在直播过程中收集观众提出的疑问，与医生一起在线解答，并鼓励观众积极采取预防措施，降低感染HIV 风险。

本次直播的观众小朱是一名年轻的 MSM，他与仅有的一名固定性伴在发生性行为时经常不使用安全套，小朱也隐约感觉到这种行为可能不太安全，因此在观看直播时，就咨询了如何降低感染风险的问题。志愿者根据小朱的行为习惯讲解了几个相关的真实案例，并和小朱强调无论和任何人发生关系都要采取保护措施，包括使用安全套和暴露前预防等。直播过程中，其他观众也咨询了关于暴露前预防的使用方法、具体流程等问题，直播志愿者的认真解答也让小朱受益匪浅。

【案例结果】

在直播活动结束后，小朱主动与青卫志愿者取得了联系，他表示，自己以前也听说过暴露前预防，但对于是否适用和如何使用存在很多误区，以为药物需要永久吃，还会带来沉重的经济负担，最关键的是，不知道从哪里获取暴露前预防服务。志愿者认真细致地解答了这些问题，澄清了小朱的误区，并根据小朱个人意愿提供了暴露前预防的转介服务。第二天，小朱前往当地定点医院进行用药前评估后，顺利开到了药物，启动了暴露前预防。

【案例点评】

通过互联网直播的形式，对数量较大的目标人群开展互动式干预，介绍基本知识的同时，提供在线答疑，在交流中发现关键问题，并以要点讲解、引导个案咨询和提供转介服务等方式，实现干预对象认知改变，启动暴露前预防。

（七）HIV 感染风险降低——暴露后阻断（PEP）

97. 什么是 HIV 感染的暴露后阻断（PEP）?

暴露后阻断（PEP）指尚未感染 HIV 的人群，在暴露于高感染风险后，如与 HIV 感染者或者感染状态不明者发生明确的体液交换行为，尽早（不超过72 小时）服用特定的抗 HIV 药物，降低 HIV 感染风险的生物学方法。

HIV 暴露分为职业暴露和非职业暴露。

98. 暴露后阻断（PEP）可以完全防止 HIV 感染吗？

不是的。当出现 HIV 高危暴露后，及时正确按照医嘱进行暴露后阻断用药，HIV 阻断成功率可达 99% 以上，但不能达到 100%。每位患者感染 HIV 的毒株类型都有所区别，加上 HIV 抗病毒药物有一定副作用，因此不能在反复暴露情况下反复使用暴露后阻断药物。

99. 我能用朋友（感染者）吃的 HIV 抗病毒治疗药物来进行紧急阻断吗？

不建议这样做。首先，作为感染者的朋友手中未必有合适且足量的药物，大多数感染者用于治疗的药物并不是《中国艾滋病诊疗指南（2021 版）》中推荐的建议用于暴露后阻断的组合。除拉米夫定相对常见外，其余药物一般不会作为启动 HIV 抗病毒治疗的首选药物，因此大多数感染者手中难以临时凑出有效的药物组合，只服用组合中的一种或几种无法起到及时阻断的效果。

其次，这种做法容易导致对方因缺药无法及时补充而导致断药，不利于实现长期病毒抑制；再次，启动 PEP 要经过专业医师进行评估，一定要及时向专业人士求助咨询，不要想当然地自行选择药物；最后，在启动 PEP 前还需进行一些必要的检查，从而评估药物对身体的副作用的潜在的药物反应。综上所述，一般不建议特殊情况下用朋友手中的药物来临时应急，请及时主动或转介前往专业机构进行评估、检测和阻断。

根据《中国艾滋病诊疗指南（2021 版）》，阻断用药首选推荐的药物组合为 TDF/FTC ＋ RAL（或 DTG），即替诺福韦/恩曲他滨＋拉替拉韦（或多替拉韦）；也可考虑选择 BIC/FTC/TAF，即比克替拉韦/恩曲他滨替诺福韦，或 ABT ＋ DTG，即艾博卫泰＋多替拉韦。如果整合酶抑制剂不可及，根据当地资源也可以使用蛋白酶抑制剂如 LPV/r 和 DRV/c，即洛匹那韦/利托那韦（克立芝）和达芦那韦/考比司他（普泽力）；对合并肾功能下降并排除有 HBV 感染的可以使用 AZT/3TC，即齐多夫定或拉米夫定。

100. 暴露后阻断用药前都要做检查吗，做哪些检查？

首先，在阻断用药前要进行 HIV 抗体检测，排除已经感染的情况。其次，还需进行 HBV、HCV 检测，了解病毒性肝炎的感染情况，以优化用药，避免出现停药后肝功能急性受损、急性肝炎发作，避免出现不可逆的肝脏损伤。最后，建议进行梅毒、淋病等性病检测，女性求询者还建议进行妊娠检查，避免出现母婴垂直传播的情况。紧急阻断要及时向专业医师咨询，在专业指导下进行，不要自行贸然用药。

101. 如果暴露于耐药毒株，常规的阻断药是否还有效，我该怎么办？

如果能在有效时间内确认对方的具体耐药情况，请尽快向经验丰富的专业医师求助，根据耐药情况选用更适宜的阻断药物组合，提高阻断成功率。

102. 服用阻断药期间是否还可以进行性生活？

理论上在做好安全套等防护措施的前提下是可以的，但不建议再次发生无保护的性行为，避免再次暴露于 HIV 病毒，增加耐药毒株感染风险，同时增加感染性病的风险。

103. 服用阻断药期间再次发生高风险性行为，是否有必要延长用药时间？

这种情境需要分情况考虑：

（1）对于肛交性行为，如果再次发生高风险性行为的时间在用药的前 26 天内，则按照要求完成连续服用 28 天即可。

如果再次发生的高风险性行为时间超过了阻断用药的第 26 天，即发生在阻断疗程的最后两天内，那么要确保末次暴露后服药满 48 小时后，再行停药。

（2）对于阴道性行为，若再次发生的高风险性行为发生在阻断疗程最后 7 天内，应确保末次暴露后服药满 7 天后，再行停药。

此外，如果一年内 2 次及以上进行暴露后阻断（PEP）的使用者，或持续存在 HIV 暴露风险的求询者，推荐使用暴露前预防（PrEP）。

104. 启动暴露后阻断用药之后，什么时候需要进行复查，复查的项目有哪些？

一般建议暴露后阻断用药起第 4 周、8 周、12 周进行 HIV 抗体和肝肾功能复查；对于合并 HBV 感染的暴露者，尤其要注意停药后对 HBV 相关指标的监测。

105. 在服用 PrEP 或 PEP 的过程中，药物是否会影响 HIV 检测的窗口期？

在按照要求使用 PrEP 或 PEP 的前提下，用药过程中和停止用药的一段时间内，由于药物抑制病毒的反应存在一定的持续性，对不同 HIV 检测方法的窗口期有一定影响，因此不建议在停药后立即进行 HIV 检测，以免对检测结果产生影响。

在停止 PrEP 后，建议 12 周后再进行 HIV 抗体检测以评估本阶段 PrEP 的有效性。

在停止 PEP 后，建议 30 和 90 天后均进行 HIV 抗体检测以评估本次 PEP 的有效性。

案例分享（九） 　**直播宣传 HIV 预防及阻断，约炮遇见高危有应对办法**

· 案例来源：沈阳市铁西区蔚蓝社会工作服务中心

【案例背景】

为有效防范性病艾滋病等疾病传播，不断提高 MSM 群体安全意识，降低高危行为风险后果，针对网络线上交友便捷性的提高，和高危行为及突发事件（安全套破裂、恶意摘套、做后知晓对方阳性等情况）发生比例的骤增，沈阳市铁西区蔚蓝社会工作服务中心主动承担起医院、疾控、药房等非工作时间的咨询服务职能，更好地保障 MSM 群体在需要预防和阻断的时候能够及时咨询和阻断。服务中心志愿者思文根据目标干预群体交友习惯，选择在热度较高的线上交友平台上开展直播宣传。

2023 年 6 月，思文在交友软件平台通过直播的形式进行 HIV 预防及阻断专题宣传干预，在直播过程中结合实际案例为各位观众进行咨询解答，期间，阿 Q 先生在观看直播后主动与咨询员私信咨询，咨询员了解到阿 Q 先生系外地到沈出差人员，在沈阳通过交友软件约见了网友小林，并线下见面后发生了性关系。

【案例过程】

阿Q先生自述，在和小林发生性关系后，因内心不安，阿Q先生主动要求小林进行检测，抗体快检结果显示待复查。由于发现口腔内存在破损出血情况，阿Q先生十分担心在接吻过程中存在感染HIV的风险，而当时正值医院、疾控和药房的休息时间段，所以抱着试试看的想法通过直播间寻求向艾防志愿者寻求帮助。

【案例结果】

志愿者思文在了解到阿Q先生所处状况后，立刻稳定其情绪，并建议阿Q先生和网友小林及时到服务中心办公室进行进一步咨询和检测。

两人来到服务中心，工作人员再次确认了事情经过，并对行为风险进行了评估分析。据二人回忆，在发生关系过程中全程戴有安全套，但小林口腔明确存在破损情况，在接吻过程中有血液渗出，且再次检测后小林检测结果待复查，对阿Q先生来说符合暴露后阻断要求，于是阿Q先生在工作人员的协助下通过互联网医院在线下单了阻断药。

在后续随访服务中，工作人员了解到由于阻断及时，阿Q先生并未因本次暴露而感染HIV。

【案例点评】

目前，随着MSM群体好新求异、喜欢刺激的交友需求得到了线上多种途径和平台的满足，线上聊天到线下见面再到形成临时性伴关系更为简便，随之而来发生HIV暴露的风险也逐渐增高，暴露前预防和暴露后阻断的需求也就随之增加，在这种社交方式不断变化的背景下，沈阳市铁西区蔚蓝社会工作服务中心积极开展线上线下相结合的宣传干预，让更多有和阿Q先生类似经历的人群在需要的时候可以得到及时有效的预防和阻断咨询转介服务，从而有效降低HIV感染风险。

（八）HIV 感染风险降低——包皮环切

106. 为什么进行包皮环切也能降低感染风险？

很多人认为包皮在一定程度上包裹住了阴茎和龟头上最敏感脆弱的位置，应该可以保护皮肤避免与对方体液直接接触，从而降低感染风险。但实际上，包皮部位的皮肤黏膜一方面十分脆弱，一旦接触到具有足够传染性病毒所在的体液时，更容易让体液进入体内；另一方面，包皮的特殊结构使得沾染到内部的他人体液中携带的病毒、细菌在湿热环境下生存时间更久，反而增加了病毒感染和细菌滋生的风险。因此，进行包皮环切可以有效解决以上两个问题，从而在一定程度上降低感染风险。

107. 听说做包皮环切能降低感染风险，我是被插入方，也需要割包皮吗？

对于包皮过长的人士来说，可以通过包皮环切术，减少脆弱皮肤黏膜接触和减少病菌存留时间来实现降低感染风险的目的，对于性行为中的插入方来说意义更加明显，但在性行为过程中，作为被插入方同样存在通过阴茎接触体液的风险，因此作为被插入方进行包皮环切也能起到一定的预防作用，此外进行包皮环切更利于私处卫生，减少细菌滋生。

108. 进行了包皮环切后再发生无保护的性行为就绝对安全吗？

不是的，包皮环切在一定程度上降低了 HIV 感染风险，但并非完全消除了风险，出现表皮破损等情况时依然存在相当的感染风险。此外还有各种性病病毒环伺，因此进行了包皮环切并不意味着从此远离了 HIV 或性病，在发生性行为时仍建议全程正确使用安全套，多种降低风险的方法叠加使用才有可能大幅降低感染风险。

（九）HIV 感染风险降低——性伴启动并维持抗病毒治疗（ART）

109. 是不是只要和 HIV 感染者发生体液接触都属于高危行为？

不是的，首先要看接触的是哪种体液，是否属于高风险体液，如果是汗液、唾液则无须担心 HIV 传播风险；新鲜的血液、精液、阴道分泌物或组织液属于高风险体液；其次要看体液与表皮的接触部位，如果是完整无创的皮肤，一般也不必太过担心；最后，要看对方的治疗情况，如果病毒已经长期抑制成功，那么根据"U=U"理论，这种情况下不具有传染 HIV 的可能性。如果对方病毒载量检测结果显示其仍有传染性，并且高风险体液接触到有创口表皮，则建议尽快进行 HIV 暴露后阻断，降低感染风险。

"U=U"理论，即"检测不到 = 不具传染力"，Undetectable=Untransmittable

达成"U=U"的必要条件

1. HIV 抗病毒治疗：按规定接受正确充分的 HIV 抗病毒治疗（ART）；

2. 良好依从性：连贯持续的定期服用 HIV 药物、保持良好的服药依从性；

3. 持续检测不到病毒：达到并保持 6 个月以上测不到 HIV 病毒载量或病毒被有效抑制 < 50copies/mL；

4. 仅限性行为方式："不具传染力"仅限于性行为方式；

5. 继续监测 HIV 病毒载量：应每 3—6 个月连贯持续的监测 HIV 病毒载量情况。

110. 在 HIV 病毒载量检测不到的情况下发生性行为时就不会发生 HIV 传染了吗?

不是的。通过 HIV 抗病毒治疗，HIV 感染者或艾滋病病人体内 HIV 病毒含量降低到检测不到时，实现"U=U"状态下，基本不具有传染性，但这并非意味着从此没有传染性。

HIV 感染者或艾滋病病人体内病毒的情况是会发生改变的，病毒载量可能会发生反弹或者变异，感染的病毒类型也能发生变化，因此定期到医院检查显得尤为重要。

再者，HIV 感染者或艾滋病病人的病毒载量检测结果并不能真实反映其现在发生性行为时体内病毒的水平和情况。此外，HIV 感染者或艾滋病病人自身的免疫力较未感染者低，感染其他传染性或非传染性疾病的可能性更高，所以更要做好对自身和伴侣的保护。

综上分析，在 HIV 病毒载量检测不到时发生性行为，除非准备怀孕时在医生的建议不用安全套，其他情况下，都建议全程规范正确使用安全套，以便更好保护自身和伴侣的安全。

111. 已经感染 HIV，就可以毫无顾虑地与其他感染者进行性活动了吗？

当然不是的。无论是否感染 HIV 都应该避免发生高危性行为，尤其是已经确定感染的人群。已经感染 HIV 的人群自身免疫力降低，发生高危性行为有更高的危险性感染其他传染性疾病（主要是性病）。HIV 病毒毒株有多种类型，每个人感染的毒株并不相同，避免发生高危性行为，一方面可以避免自身再次感染其他类型的毒株，有利于后期抗病毒治疗的顺利进行；另一方面可以避免将 HIV 传染给其他人。

案例分享（十）　直播动员伴侣检测、及时治疗降低危害

·案例来源：杭州市钱塘区海岸公益服务中心

【直播策划】

活动主题："你身边的伙伴安全你才更安全！"互联网直播防艾干预专题活动

活动对象：MSM 人群

活动平台：Blued/ 微信视频号

直播时间：2023 年 4 月 20 日

直播设备：直播手机、镁光灯、指向性话筒

直播目的：动员自主检测、科普防艾知识

人员配置：1 位主播、1 位副播，1 位助理场控

物料准备：直播海报、礼品发放、直播背景图

活动实施：

①预热：通过开场文艺表演（唱歌、跳舞）、口播今天礼品配置等形式预热直播间人气；

②直播：通过案例分享、现场匿名连线话题分享（你是否有过高危性行为）、防艾科普宣教三种方式进行直播。

③收尾：促进直播间完成自我检测包申领。

【案例背景】

2023 年 4 月，服务对象小邓（男）在社交软件上看到了海岸公益正在开展线上直播防艾宣传活动，通过直播内容了解到了主动检测知情交友的概念，便主动在直播间和主播匿名连线进行咨询，主播社工了解到小邓有一位交往了 3 年的男朋友，由于小邓工作比较忙碌的原因现在甚少和男友发生性行为，在发生性行为的时候偶尔也会不采取安全措施。

【案例过程】

主播社工在与小邓互动交流中了解到，小邓和男友在最近半年内都没有进行过 HIV 检测。在主播社工的讲解和建议下，小邓在直播间通过"阳光测"系统申领了 HIV 自我检测试剂包。

【案例结果】

几天后，工作人员在"阳光测"系统后台看到了小邓上传的检测结果，结果呈阴性。小邓通过自检包内的咨询微信联系到了海岸公益的工作人员，称已将自己的检测结果告知了男友，男友也在自己的动员下愿意来到检测咨询室进行检测。几天后，小邓和男友如约来到海岸公益志愿者服务站，令人遗憾的是小邓男友的检测显示待复查结果。小邓男友自述其在两个月前有过一次网约性行为经历，并且没有使用安全套，幸而近两个月内都没有和小邓发生过性行为。

【案例点评】

亲密伴侣间无法保持"一对一"稳定关系、固定伴侣间发生性行为不采取安全措施的情况在 MSM 社区中十分常见，伴侣间往往出于无根据的信任感而发生 HIV 暴露，从而使双方同时陷入健康和道德甚至法律上的"温柔陷阱"。通过互联网直播及时干预到易感人群，推动其主动检测、定期检测，及时了解双方感染状况,降低感染风险,或降低感染危害。

112.已经感染 HIV 的男性或女性是否也可以生育出健康的婴儿?

可以的,但是存在风险,需要在医生综合诊断的指导下,满足一定条件,如:男方或女方接受 HIV 抗病毒治疗,在病毒载量抑制到无法检测出来的情况下;生育前、中、后都应该进行母婴阻断的相关治疗等。

如果产妇在怀孕后才发现感染 HIV,应及时寻求专业医师指导,根据实际情况进行母婴阻断治疗或终止妊娠。

四、HIV 抗病毒治疗

(一)HIV 感染与艾滋病分期

113.一般来说,从感染 HIV 病毒到发病需要多久?

一般来说,早发现早治疗,只要保持良好的抗病毒治疗依从性,并实现 HIV 病毒抑制成功的,不会轻易发展到发病期,HIV 感染对预期寿命的影响较小,对其来说,艾滋病已经成为一种可控的慢性病;如果是抗病毒治疗失败,即体内 HIV 病毒载量未得到抑制,则一定要在医生的指导和定期随访下最大限度减少机会性感染,延长有限的寿命;如果从感染 HIV 病毒开始一直没有进行过抗病毒治疗,则有可能经历急性感染期、无症状期和艾滋病期的全过程。

急性期一般为感染 HIV 后的 6 个月内[①];国际上报道无症状感染期持续时间平均约 8 年,需要注意的是,我国男男性行为感染 HIV 者的病情进展较快,在感染后无有效治疗的情况下平均 3—5 年进展到艾滋病期。艾滋病期为感染 HIV 病毒后的终末阶段,主要临床表现为 HIV 相关症状、体征及各种机会性感染和肿瘤,也就是常讲的"发病期"。

---

① 中国疾病预防控制中心.全国艾滋病检测技术规范(2020 年修订版)[M/OL].(2020–05–18)[2022–03–01].https://ncaids.chinacdc.cn/fzyw_10256/sysjc_10273/202005/W020200522484711502629.pdf,中华医学会感染病学分会艾滋病丙型肝炎学组中国疾病预防控制中心.中国艾滋病诊疗指南(2021 年版)[J].中国艾滋病性病,2021,27(11):1182–1201.DOI:10.13419/j.cnki.aids.2021.11.02.

HIV 感染急性期阶段可能不能检测到 HIV-1 特异性抗体，所以大多数情况下急性 HIV 感染不能被及时诊断。

无症状期的时间长短与感染的 HIV 病毒的数量和型别、感染途径、机体免疫状况的个体差异、营养条件及生活习惯等因素有关。在无症状期，HIV 病毒依然在体内不断复制，损伤体内免疫细胞和免疫系统，CD4＋T 淋巴细胞计数逐渐下降，可出现淋巴结肿大等症状或体征。

艾滋病期，患者的 CD4＋T 淋巴细胞计数多＜200 个／μL，体内免疫系统已经很虚弱了，很容易被各种常见的病毒、细菌和其他病原体入侵，临床上表现为发生各种疾病。

114. 感染 HIV 后还能活多久？

一般来说，感染 HIV 后，在未治疗的情况下，预期寿命会缩减至 5—10 年，我国男男性行为感染 HIV 者的病情进展较快，在感染后无有效治疗的情况下平均 3—5 年进展到艾滋病期，因此预期寿命可能会更短；及时发现和治疗的情况下，实现病毒抑制和免疫功能重建，则病情一般不会发展到艾滋病发病期，病毒感染对预期寿命的影响会小很多。

一般来看，越早启动治疗，治疗效果越好，病毒对预期寿命的影响越小。

感染 HIV 病毒后，影响存活时间的因素有：

（1）治疗时机：一旦确诊感染 HIV 病毒，越早启动治疗越好。感染 HIV 病毒后，病毒不断攻击体内免疫系统，尽早启动治疗，就能够尽早将血液中的病毒载量进行抑制，减少对免疫系统的侵害，相应的免疫系统重建就越好。

（2）服药依从性：一旦启动抗病毒治疗，一定要定时定量地服用药物。只有足量的药物浓度才能够有效抑制血液中的病毒载量。漏服药物或者自行减少药物种类，将导致血液中的药物浓度不足以抑制病毒，病毒将有空隙产生变异，除了免疫系统被攻击外，很可能发生耐药，届时需要重新体检和换药，经济花销增加，得不偿失。

（3）生活习惯：有的感染者以为自己感染 HIV 病毒后，就不害怕再次感染

HIV 病毒，与他人发生无保护性行为。这种行为很容易使得自己再次感染新的 HIV 毒株，导致治疗难度增加和治疗效果变差。熬夜、抽烟、饮酒等不良生活习惯也将影响药物依从性，降低机体免疫力，不利于治疗效果。

案例分享（十一）　早检测早发现早治疗，减少感染负面影响

· 案例来源：新疆天同公益

【案例背景】

2017 年 5 月，王先生一周前通过社交软件结识了一位身材样貌都还不错的网友，二人于当晚见面并发生了性行为，在性行为过程中双方均未采取安全套等保护措施。事后该网友突然消失并拉黑了王先生的所有联系方式，王先生怀疑对方可能涉及恶意传播，于是主动联系新疆天同网络宣传志愿者并前往检测点进行检测。

【案例过程】

志愿者为王先生进行了 HIV 抗体快速检测，检测结果呈阴性。由于王先生无法联系到性伴，志愿者告知王先生 HIV 抗体检测窗口期为高危行为后的 4—6 周，当前在未满足窗口期的情况下无法完全排除本次高危行为是否感染，建议 3—4 周左右进行复检。

【案例结果】

4 周后，王先生再次来到检测点，HIV 抗体快速检测结果呈待复查。志愿者耐心地为王先生讲解了 HIV 的致病机理及确证治疗的相关流程，王先生当即表示愿意积极配合确证和治疗。但当疾控中心出具 HIV 抗体确证报告后，王先生的手机号码已处于关机状态，后期一直处于失访状态。

时间到了 2023 年初，王先生再次联系新疆天同志愿者，称自己前些年确诊 HIV 感染后，由于公职人员身份，害怕身边人知道自己的感染状况，当时身体也没有任何不适，因此暂时选择了逃避面对，而近期王先生出现了眼底出血

和带状疱疹的症状，通过网络查询了解到自己目前可能已经处于 HIV 发病期，随时都有病症加重甚至失去生命的可能。王先生想要进行 HIV 抗病毒治疗，于是向志愿者寻求帮助。

在志愿者的协助下，王先生找到了当年的确证报告，转诊至定点医院后通过检查得知，目前王先生的 CD4-T 淋巴细胞计数水平只有 22 个 /μL，病毒载量结果为 283000copies/mL，除了眼底出血和带状疱疹外还伴有肺部感染。服药初期副作用表现非常明显，由于近两个月的住院时间难以隐瞒，王先生在住院治疗过程中生活也难以自理，只能向家人坦白了自己的感染状况，此外，治疗的过程也花费了高额的医疗费用。

【案例点评】

原本王先生处于早检测、早发现的最佳治疗时机，但由于当时选择了逃避，不但错过了最佳治疗时机，还拖延多年未进行治疗，才导致了如今发生机会性感染的严重后果。庆幸的是王先生通过治疗挽回了生命，但是生活质量已经大不如从前。因此建议大家在交友过程中主动了解对方感染状况，在发生性行为时务必做好有效防护，养成定期检测的健康习惯，早检测、早发现、早治疗，避免出现令人遗憾的严重后果。

115. 什么是 HIV 急性感染期？

我国急性期定义通常为发生 HIV 感染后的 6 个月内。部分感染者会出现发热，可伴有咽痛、盗汗、恶心、呕吐、腹泻、皮疹、关节疼痛、淋巴结肿大及神经系统症状，大多数感染者临床症状轻微，持续 1—3 周后自行缓解。

欧洲临床艾滋病协会指南 [①] 中将 HIV 原发感染定义为：

①既往 6 个月内有高风险接触史；

②血浆中可检测到病毒（p24 抗原和 / 或 HIVRNA）和 / 或 HIV 抗体阴性或不确定；

---

① EACS. EACS Guidelines（11th edition）［M/OL］.（2021-10）. https://www.eacsociety.org/media/final2021 eacsguidelinesv11.0_oct2021.pdf.

③有或无临床症状。原发感染又进一步分为急性感染（在 HIV 抗体阴性的情况下，p24 抗原和 / 或 HIV 核酸检测阳性）和近期感染（感染后 6 个月）。

美国 DHHS 指南[1] 定义急性 HIV 感染为在 HIV 抗体检测结果阴性或不确定的情况下，血清或血浆中可检测到 HIVRNA 或 p24 抗原。新近 HIV 感染是在感染后 ≤ 6 个月的阶段，在此期间，HIV 抗体会逐渐被检测到，该指南中"早期 HIV 感染"指"急性或近期 HIV 感染"。

总之，尽管不同国家或地区对急性期的定义有轻微差别，但诊断要点包括可能感染时间、检测方法、常见症状。[2]

116. 为什么专家更建议在 HIV 急性期开始启动抗病毒治疗？

自 2015 年开始，一致推荐确诊 HIV 感染，无论 CD4 细胞水平高低，均建议立即开始抗病毒治疗。急性期治疗也被国内外各大指南推荐。急性期开始规范 ART 的获益有：改善急性期症状、降低 HIV-1 病毒载量调定点、减小病毒储存库的大小、减少病毒株传代、降低免疫激活和炎症、保护机体免疫功能和淋巴组织的完整性等医学意义，有传播风险显著降低等公共卫生学的意义[3]。

117. 为什么我国目前的艾滋病死亡人数那么高？

国家疾病预防控制局每月会公布上月全国传染病发病和死亡人数情况，艾滋病的死亡人数总是排在第一位，但这并不意味着每月有如此多人死于艾滋病相关的症状、机会性感染或肿瘤。启动有效的抗病毒治疗后 HIV 感染者 / 病人的生存期能够延长至正常寿命。

国家疾病预防控制局每月公布的艾滋病死亡数是累计报告 HIV 感染者及艾滋病病人在当月报告的全死因死亡数。中国疾病预防控制信息系统艾滋病综

---

[1] Department of Health and Human Services. Panel on Antiretroviral Guidelines for Adults and Adolescents. Guidelines for the Use of Antiretroviral Agents in Adults and Adolescents with HIV［M/OL］.（2021）.

[2] 何云 . HIV 急性感染期诊疗管理专家共识 [J]. 中国艾滋性病，2022，6：730-734.

[3] Cohen MS，Chen YQ，Mccauley M，et al. Antiretroviral therapy for the prevention of HIV-1 transmission［J］. *N Engl J Med*，2016，375（9）：830-839. DOI: 10.1056/nejmoa1600693.

合防治数据信息管理系统长期、动态地收集全国历年累计报告的 HIV 感染者或艾滋病病人的个案随访、治疗以及死亡等信息。因此，每年艾滋病死亡数反映的死亡情况，与其他法定报告传染病有所不同，主要体现在以下几个方面：

①艾滋病死亡数不仅包括医疗机构在患者就诊治疗时发现的死亡，也包括疾控中心对患者主动随访时发现的死亡。而其他法定报告传染病则通常只包括医疗机构在患者就诊或治疗时发现的死亡。

②艾滋病死亡数是指累计报告病例在当年报告的全死因死亡情况，既包括艾滋病相关死亡，也包括 HIV 感染者或艾滋病病人由于交通意外、吸毒过量、其他疾病、自杀等非艾滋病相关死亡。其他法定报告传染病死亡数代表因某病死亡。

③艾滋病死亡数指当年报告的死亡数，包括当年死亡的病例，也包括疾控中心或定点医疗机构随访时发现的既往死亡病例。而其他法定报告传染病仅收集当年发现的因某病死亡病例。

④艾滋病死亡数不仅包括诊断为艾滋病的病人死亡情况，同时还包括尚未发展到艾滋病阶段的艾滋病感染者的死亡情况。

因此，只要积极治疗，这个群体统计数字对个人状况并不具备实际的指导意义。艾滋病可防可控，只要做到早发现早诊断早治疗，实现病毒抑制，就能大大降低病情发展进入艾滋病期的可能，从而实现预期寿命，获得或恢复良好的生活质量。

HIV 感染者：指感染 HIV 病毒后，体内 CD4 ＋ T 淋巴细胞计数 $\geq$ 200 个 / μL，免疫系统尚能运行，还未发展到艾滋病阶段的个体。

艾滋病病人：指感染 HIV 病毒后，随着病情进展，体内 CD4 ＋ T 淋巴细胞计数 < 200 个 / μL，免疫系统被摧毁，发展到艾滋病阶段，体内发生一系列机会性感染的个体。

118. 最新报道的 VB 变体 HIV 毒株会不会影响感染者的生存质量？

一项新的研究证实在荷兰发现了一种新的、高毒性和强传播性的 VB 变体的 HIV 毒株。在接受抗病毒治疗前，感染了这种 VB 变体毒株的人病毒载量比感染了其他毒株的人高 3.5 到 5.5 倍，体内 CD4＋T 淋巴细胞减少的速度比其他 HIV 变体毒株快两倍，使得感染 VB 变体毒株的人更快发展到艾滋病阶段。而且感染 VB 变体毒株的人更容易将病毒传染给他人。此变异株在荷兰已经传播多年，与迄今发现的其他 HIV 变异株一样，现有的抗病毒治疗仍然有效。

因此，无论感染何种毒株，尽早开始治疗非常重要。即使是针对这种新的变异，抗逆转录病毒治疗的效果也一样很好。[①]

119. 为什么 HIV 和梅毒合并感染会增加二者的治疗难度？

由于共同的传播途径，导致 HIV 和梅毒合并感染较为常见。HIV 感染导致机体免疫功能下降，使梅毒螺旋体更容易乘虚而入；梅毒螺旋体导致的皮肤溃烂增加了感染 HIV 的风险。

HIV 与梅毒合并感染，一方面感染梅毒会给机体带来更大的免疫损伤，不利于在启动 HIV 抗病毒治疗后的免疫水平快速恢复；另一方面，HIV 感染导致的免疫受损，使梅毒发病进程更快，病症治疗难度更大。因此在二者合并感染的情况下，会互相影响治疗效果，延长治疗进程。

（二）HIV 抗病毒治疗的意义

120. 感染 HIV 后必须要进行治疗吗？

是的。感染 HIV 并经过诊断确定为艾滋病病毒携带者之后，通过规范的抗病毒治疗，通常可以有效地控制 HIV 病毒在感染者体内的病毒水平，CD4＋T 淋巴细胞数量明显升高，进而实现免疫重建，极大地延长了患者的寿命。

121. 何时该开始 HIV 抗病毒治疗？

随着医学的发展，越来越多的研究推动着治疗的时机不断前移，包括我们国家在内的很多国家都曾把治疗时机定在 CD4＋T 淋巴细胞计数＜500 个 /μL 时。但最近几年国际上的研究结果显示，在更早期就进行抗病毒治疗，不仅可

---

① Wymant C, Bezemer D, Blanquart F, et al. A highly virulent variant of HIV-1 circulating in the Netherlands. Science. 2022, 375（6580）：540-545. doi：10.1126/science.abk1688.

以延缓疾病在感染者体内的进展，还可以大大降低病毒的传播，于是就有了"即发现、即治疗"的概念。早治疗的好处可以归纳为以下几点：

①降低机会性感染的风险。在人体免疫系统不断破坏到一定程度时，会出现人体在正常情况下不会出现的疾病，我们称为机会性感染，早期开始治疗，可以使免疫系统维持在一定水平，降低机会性感染和并发症的风险。

②延缓疾病进展，提高生存率。早治疗能够抑制体内 HIV 病毒载量的浓度，减缓 HIV 病毒对人体的攻击，延长寿命。

③有利于免疫功能的恢复。在服药以后，CD4+T 淋巴细胞计数会上升，免疫功能会有所恢复，很多研究发现，早期开始治疗，免疫功能恢复的程度会比晚期开始治疗要高。

④降低病毒载量保护伴侣。如果你的性伴侣是未感染 HIV 状态，早期开始治疗，可以使体内病毒数量大大降低，病毒数量少，传播的风险也会大大减少，从而达到保护伴侣的目的。

⑤早期治疗有助于降低药物某些毒副作用。虽然药物的毒副作用显现程度因人而异，但也有研究表明，在 CD4+T 淋巴细胞计数较高时开始治疗有助于降低药物的某些毒副作用。

⑥经济负担更小。如果延迟治疗，等疾病进展到艾滋病阶段再启动治疗，将面临住院治疗机会性感染的处境，检查费、住院费和治疗费将是一笔不菲的费用。

治疗指南中关于治疗时机的推荐

我国《国家免费艾滋病抗病毒药物治疗手册》

在 2005 年第一版中，抗病毒治疗标准是 CD4＋T 淋巴细胞个数＜200 个/μL。

在 2012 年第三版中，抗病毒治疗标准提高至 CD4＋T 淋巴细胞个数 ≤ 350 个/μL，对于孕妇和单阳家庭中一方为 HIV 阳性的情况下，任何 CD4＋T 淋巴细胞计数水平均建议开始治疗。

在 2016 年第四版中,建议所有艾滋病病毒感染者,在知情同意下,无论 CD4＋T 淋巴细胞计数水平如何,均可接受抗病毒治疗。

2023 年第五版中,明确提出了我国 HIV 感染者在诊断后 30 天内尽快启动抗病毒治疗,特别是合并进展期疾病的感染者,在诊断后 7 天内启动治疗,前提是没有启动抗病毒治疗的禁忌证。另外,对于有治疗意愿且准备充分的感染者可在诊断当天启动治疗。

当然,并不是所有的人都能够做到早治疗。有些病友只有在病入膏肓的时候才会真正重视疾病,认真服药。而在初期,身体还看似健康的时候,很容易遗忘按时服药。这样断断续续服药最容易产生病毒耐药而使得药物丧失作用,影响后续的药物选择。因此,病友如果没有认识到位,做好充分准备而盲目上药,最终还是害了自己。何时开始抗病毒治疗,是您必须在与医护人员讨论以后的一个重要的个人决定。

122. 虽然我已经感染 HIV,但现在没有任何不适感,是否可以等我不好受了再治疗?

就目前来看,我们国家有提供免费抗病毒治疗药物的政策,感染者可以不用负担过大经济压力的情况下启动和维持抗病毒治疗,但如果患者自己不治疗延误病情,发病后所有费用都要患者自己承担,有医保的可以走医保报销部分费用,没有医保的就全额自费。

一般来说,一旦病程发展到艾滋病期,住院治疗的费用对很多人来说是一个不低的门槛,且能救治生命成功的概率仅有 50% 左右,即使患者很幸运地被抢救成功,免疫力很难恢复正常,生存质量也远不如其他及时治疗的患者,预期寿命也会大幅缩短,因此请慎重考虑不好受了再治疗的后果。

案例分享（十二） **及时启动治疗，避免发病重症**

·案例来源：北国之春公共卫生健康咨询服务中心

【案例背景】

2023 年 6 月，经过工作人员动员，王先生及其妻子来到长春市传染病医院北国之春"爱心家园"咨询室求助。在咨询过程中，咨询员了解到王先生目前出现全身无力并伴有咳嗽症状，疑似 PCP 肺炎感染，且随身带有长春市吉大二院的转院单以及 HIV 检测结果为待复查的报告单。王先生全程坚持自己只是新冠后遗症从未感染过 HIV。

【案例过程】

在咨询员的专业咨询和耐心劝解下，王先生稳定下了情绪，接受了咨询员的建议，决定好好遵照医嘱住院，积极配合治疗。

【案例结果】

当天，王先生在咨询员的陪护下在长春市传染病医院住入院治疗，医生的诊断为 PCP 肺炎，综合研判为 HIV 感染后的机会性感染。随后当地疾控中心回传结果显示，王先生早在 2017 年就已确诊 HIV 抗体阳性，但一直失联，确诊时 CD4-T 淋巴细胞计数检测结果为 500 个 /μL 左右。

面对医生的诊断和既往感染信息，王先生才肯说出实情，表示自己一直接受不了感染的事实，才会选择逃避，一直没有接受治疗。之所以未对妻子讲明实情，也是怕新婚妻子知道后婚姻破裂，因此每次夫妻生活时都会戴上安全套，尽可能避免妻子感染。

经检测，王先生当前的 CD4 水平仅为 5 个 /μL，医生很快针对王先生的病情制定了诊疗方案，王先生也在咨询过程中认识到自己才是自己健康的第一责任人，保证会保持良好的药物依从性。其妻子在咨询员的转介下，在 VCT 门诊进行检测结果为阴性。经过治疗，王先生的身体逐渐好转，出院前再次来到咨询室对工作人员表达了感谢。

【案例点评】

王先生在明知自己感染 HIV 后选择逃避病情并延误治疗，导致自己身体健康每况愈下，不但使免疫系统几乎全线崩溃，更不幸感染 PCP 肺炎，再次增加了身体健康压力，也由于延误治疗不得不暴露个人的隐私。好在王先生在咨询员的帮助下转变认识，及时就医、积极治疗，避免了身体的进一步恶化，挽救了自己的生命。王先生在感染后坚持使用安全套，虽然避免了妻子的感染，但长期的隐瞒也损害了妻子作为性伴侣的知情权。

123. 抗病毒治疗要花费很多钱吗？

根据国家"四免一关怀"政策，所有的艾滋病病毒感染者均可以获得国家提供的免费抗病毒治疗药物，并每年享受一次免费的反映身体免疫力的 CD4+T 淋巴细胞检测和一次免费的反映抗病毒治疗效果的病毒载量检测。对于治疗失败的病人，国家提供每年一次免费的艾滋病病毒耐药检测。

不同城市对于艾滋病治疗有当地的医疗保险政策，对于属于城镇职工医保、城乡居民医保、新型农村合作医疗、学生医保报销范围之内的，在艾滋病诊疗时可以按照规定进行报销，具体政策建议咨询当地疾控中心或者定点医院。

在感染 HIV 早期便启动治疗，避免发展到艾滋病期，只需要负担定期体检的费用，由国家提供免费的抗病毒治疗药物。如果是想要吃进口药或者更多种类的药物，需要自费或者医保报销，具体详询当地实际情况。

但是如果拖延治疗，进展到并发症和机会性感染的艾滋病期，则需要住院治疗，花费就很高昂了。为了避免出现机会性感染，在条件允许的情况下，建议尽早接受抗病毒治疗。

一旦感染 HIV，对于个体健康和经济负担来说，尽早治疗是最优的选择。

（三）ART 准备

124. 启动 HIV 抗病毒治疗前，都需要做好哪些准备？

临床实践中应根据患者的病情、肝肾功能、有无合并感染和肿瘤、基础疾病状况、药物间相互作用、患者依从性、病毒载量、HIV 耐药特点（尤其是当地人群中 HIV 耐药状况）、药物可及性、药物耐药屏障及不良反应尤其是长期的不良反应等情况综合考虑后来制定抗病毒治疗（简称 ART）方案。

①启动 ART 材料准备：《HIV 抗体检测确证报告》或《HIV-1 核酸检测报告》，这是启动规范治疗的前提，相当于确诊证明，医生只有以此为根据才能开具后续的检查和药物，该报告一般从当地疾控中心领取。

CD4 + T 淋巴细胞计数检测报告（简称 CD4 检测报告）及转介治疗卡，一般在疾控领取确证报告时会同时交到个人手中，携带 CD4 检测报告及转介治疗卡去定点医疗机构就诊。

身份证原件及复印件、社保卡原件，用于在定点医疗机构登记挂号。

未在本地参保或医保已失效，则无法享受当地医保报销政策，需自费进行体检。

②身体状况准备：根据体检内容要求提前保持空腹等状态，便于体检顺利进行。

③心理准备：首先要端正治疗态度，进行治疗是为了自己的健康，自己才是真正的受益人，而不是为了别人，更不是为了完成什么任务；启动抗病毒治疗，意味着身体被病毒的破坏即将中止，病毒将被有效控制，免疫将得到修复重建，因此不必将其作为心理负担；

④经济准备：必要的体检费用及药物费用，一般来说参加当地社会保险或享受低保待遇的人员，可享受当地的报销政策。根据药品缴费方式一般可以分类为免费药、自费药、医保药，根据个人实际情况和医生建议进行选择。

⑤交通准备：提前查询好定点医院的位置和交通方式，预留好足够的交通时间，携带必要材料，早上到达定点医院，建议提前安排时间，尽可能网上预约挂号。

⑥隐私准备：建议携带一个不透明的小包，用于装材料及药物。

⑦生活习惯准备：启动治疗意味着一部分生活习惯的调整，过去一些不健康的生活习惯需要改变，按时按点服药、定期检查随访、养成规律的作息时间、

适当保持运动、避免意外伤害、在对方知情同意的前提下发生性行为并做好安全保护措施。

125. 能否通过启动治疗之前的病毒载量和 CD4＋T 淋巴细胞计数的检查结果来判定具体的感染时间？

理论上 HIV 感染者在 HIV 急性期会出现病毒载量数值极高、CD4＋T 淋巴细胞计数水平因免疫急性受损而骤降的情况；未经治疗或治疗失败的艾滋病病人在免疫系统完全崩溃的发病期身体状况下会出现病毒载量再次暴涨和 CD4＋T 淋巴细胞计数水平极低的情况；而在艾滋病的潜伏期，感染者的病毒载量一般处在相对急性感染期或发病期较低的水平，但大多依然存在传染性，而 CD4＋T 淋巴细胞计数水平会随着启动治疗时间的持续推移而持续降低。

启动治疗之前的病毒载量和 CD4＋T 淋巴细胞计数的检查结果对初始治疗人员的病程评估具有重要的参考意义，即评估该患者在采样时大致处于急性感染期、潜伏期还是发病期，也叫艾滋病期。一般医生可以结合治疗经验，结合启动治疗之前的病毒载量和 CD4＋T 淋巴细胞计数检查结果大致对感染年限进行初步评估，但无法计算出精确的感染时间。

如果要判定具体的感染时间，还需结合该患者感染行为的流调情况综合判断。

126. HIV 感染者或艾滋病病人可以不做任何体检就直接买药吃吗？

绝不可以！抗病毒药对于脏器功能的要求很高，很多患者由于没有定期体检习惯，根本就不知道自己还有什么其他隐疾，盲目用药轻则肝肾损伤，重则超敏反应猝死；还有患者自身患有癌症、结核、丙肝、梅毒等疾病，每种病都有不同的治疗次序和用药禁忌，盲目用药只会导致病情加重，适得其反。

（四）ART 启动

127. 为什么启动 HIV 抗病毒治疗前还要做体检？

目前大多数 HIV 感染者或艾滋病病人通过服用抗病毒药物实现有效治疗目标，在启动抗病毒治疗前需要进行一系列身体基础检查。

首先是基线 CD4＋T 淋巴细胞计数和 HIV 病毒载量检测，了解目前病毒对机体造成的损伤程度，并作为后续随访检测对比治疗效果的依据。其次是肝肾功能检查，所服用的药物大多经过肝肾代谢，因此健全的肝肾功能更有利于药物吸收代谢，如果肝功能或肾功能指标异常，医生会帮助确定相应的抗病毒治疗方案。

此外，服药前还需对其他包括结核、丙肝、乙肝、梅毒等在内的传染病、心脑血管功能、可能引发肿瘤的器官基础状况等进行检查，及时发现潜在的对实现抗病毒治疗目标的不利因素。最后，建议有条件的朋友在用药前进行耐药检测，辅助医生选用更适合自身身体健康情况的抗病毒药物组合。

总而言之，启动 HIV 抗病毒治疗前进行全面的健康体检，有利于医生判断个体情况是否可以启动抗病毒治疗以及根据个体情况确定适用的抗病毒治疗方案。

启动抗病毒治疗的目标是最大限度地抑制病毒复制使病毒载量降低至检测下限并减少病毒变异，重建免疫功能。目前国际上共有六大类 30 多种药物，不同的抗病毒治疗药物具有不同的药理学特征，一定要在医生的指导下进行药物服用，避免个人擅自服用药物和更改服药剂量。不遵医嘱服用药物，容易使得体内没有足够的药物浓度来抑制病毒，进而导致病毒变异或者治疗效果受限。如果病毒变异，将不得不重新换药物组合，限制个人的药物可选择性。[1]

128. 感染 HIV 后服用抗病毒治疗药物必须严格遵循医嘱吗？

是的。HIV 感染确诊之后，要到当地定点疾控中心或医院启动 HIV 抗病毒治疗，并且按照医生的医嘱进行服药，定期到医院抽血检查。因为私自停药、换药、不规律用药等情况，病毒又会卷土重来，产生耐药性的风险就会升高，继续使用这一组药就不会有用了。主要原因就是，服用 HIV 抗病毒药物后，患者体内的病毒水平很低，并不代表病毒从体内被完全清除，一旦改变药物服用，病毒又可能会再次肆意、野蛮生长。因此，病人按照医嘱按时按量服药非常关键。

---

[1] 《中国艾滋病诊疗指南（2021 年版）》。

129. HIV 感染是否会增加新冠肺炎的治疗难度？

目前没有证据证明 HIV 感染者更容易感染新冠病毒，所有人群对新冠病毒普遍易感。一般来说，如果 HIV 感染者已经经过抗病毒治疗实现免疫功能重建和病毒抑制，那么在当前我国对新冠肺炎病例的治疗水平下，一般不会增加新冠肺炎的治疗难度。

但是，如果在感染新冠肺炎时已经处于艾滋病发病期，免疫系统崩溃，免疫力低下，那么势必会给新冠肺炎治疗带来不利影响，在缓解肺炎症状的同时要适时进行 HIV 抗病毒治疗，尽快重建免疫系统，恢复健全的免疫功能。

尽早启动抗病毒治疗，使机体的免疫功能处于平衡状态，这样才能应对各种病毒的袭击，一旦感染新冠肺炎病毒，也能减少新冠发展成为重症的概率。

130. 用于 HIV 抗病毒治疗的药物能否用来预防新冠病毒感染？

不能。首先，对于新冠肺炎病毒感染来说，并没有有效的预防或治疗的药物，目前用于新冠肺炎救治中常见抗病毒类药物一般只能起到在感染或发病初期降低由轻症转向重症风险的作用。因此不能将艾滋病抗病毒治疗的药物用来预防新冠肺炎病毒感染。

131. 启动 HIV 抗病毒治疗前有没有必要进行耐药检测？

如果个人经济实力允许，最好在启动 HIV 抗病毒治疗前进行耐药检测。目前在新确诊的感染者当中原发耐药比例逐年增加，造成一个用药组合当中的 1 种、2 种或 3 种药物对 HIV 病毒不敏感，进而病毒载量水平迟迟不下降，导致治疗失败。特别是 CD4 + T 淋巴细胞计数很低、病毒载量很高、处于艾滋病发病期的患者，面临很大的死亡风险。一般在病毒载量低于 1000copies/mL 时，无法顺利进行基因序列扩增，所以最佳的耐药检测时机就是在服用抗病毒药之前。

HIV 耐药检测结果可以为抗病毒治疗方案的制定和调整提供参考。出现 HIV 耐药，表示该感染者体内病毒可能耐药，同时需要密切结合临床情况，充分考虑患者的依从性，对药物的耐受性及药物的代谢吸收等因素进行综合评判。改变抗病毒治疗方案要在有经验的医师指导下进行。

由于在采取暴露前预防（PrEP）的过程中感染 HIV 的患者发生耐药突变的风险更高，建议尽快做耐药检测并同时选用经评估充分有效的抗反转录病毒疗法[①]。在诊断急性 HIV 感染后，尤其对曾经使用过不规范 PEP/PrEP 方案、多性伴感染者，应尽可能在治疗前对蛋白酶、反转录酶和整合酶基因进行 HIV 基因型耐药检测[②]。

耐药检测费用较高，目前在各地并未享受医疗保险报销，因此建议有经济条件或需要调整治疗方案的患者及时进行耐药检测，为医生评估调整治疗方案提供重要参考。同时，未进行耐药检测开启 HIV 抗病毒治疗的情况下，也可以根据服药后规律随访，CD4＋T 淋巴细胞计数、HIV 病毒载量等关键指标来评价治疗效果与药物敏感性，如规律治疗后病毒载量降低至检测限以下，则证明感染的毒株对所使用的治疗方案敏感。

（五）ART 适应

132. 国家免费提供的抗病毒治疗药物是不是副作用都很大？

目前国际上共有六大类 30 多种药物，每种药物都有其相应的特点，从临床上来看，各种药物都有不同的用药指征、用药方式和副作用。按照付费方式的不同，可以分为免费药、医保药和自费药。免费药是指国家免费提供的抗病毒治疗药物，医保药是纳入国家医保或者地方医保药品目录的药物，自费药是需要自费购买的药物。

从 2002 年底，我国启动免费抗病毒治疗试点工作，2003 年免费抗病毒治疗项目在 9 个省市逐步推广，随着"四免一关怀"政策的实施，抗病毒治疗在全国迅速展开，可获得的药物逐渐增多。国家免费药物的治疗方案也在不断更

---

① 何纳．中国艾滋病流行病学研究新进展［J］．中华疾病控制杂志，2021，12：1365–1368，1480.
DOI：10.16462/j. cnki. zhjbkz.2021.12.001.

② Mcgowan JP，Fine SM，Vail R，et al. Nysdoh AIDS Intitute Guideline：Diagnosis and Management of Acute HIV Infection［M/OL］.（2021）. https://www. hivguidelines. org.

新，从 2012 年起，一线方案为替诺福韦/齐多夫定+拉米夫定+依非韦伦/奈韦拉平。

国家免费提供的抗病毒治疗药物副作用因人而异，对于部分人来说，没有任何不适，或者有些微不适，经过 2—3 周的适应后，便有所好转。对于有些人来说，副作用比较明显，经过 2—3 周仍无好转或者更加严重，这种情况下可能需要更换药物。而医保药和自费药并非完全没有副作用，需要根据自己的体检结果，听从医生建议。

· 核苷类药物

拉米夫定（商品名：中甘国免药）

常见副作用及不适症状：较少。

注意事项：遵医嘱。

恩曲他滨（商品名：惠尔丁）

常见副作用及不适症状：较少、偶见色素沉着。

注意事项：遵医嘱。

齐多夫定（商品名：克度国免药）

常见副作用及不适症状：骨髓抑制、贫血、恶心、乏力。

注意事项：监测血常规。

替诺福韦（商品名：韦瑞德）

常见副作用及不适症状：肾损伤、骨密度下降、血肌酐升高、肾小球滤过率下降。

注意事项：监测肾功能、尿常规。

丙酚替诺福韦（商品名：韦立得）

常见副作用及不适症状：肾损伤、骨密度下降、血肌酐升高、肾小球滤过率下降。

注意事项：监测肾功能、尿常规。

阿巴卡韦（商品名：赛进国免药）

常见副作用及不适症状：HLA-B5701 基因超敏反应。

注意事项：服药前必须做 HLA-B5701 基因测试，有猝死风险。

司他夫定（商品名：迈思汀国免药）

常见副作用及不适症状：周围神经病变、乳酸酸中毒、脂肪转移、胰腺炎。

注意事项：不宜久服，遵医嘱及时换药。

· 非核苷类

奈韦拉平（商品名：艾太国免药）

常见副作用及不适症状：肝损伤、皮疹、转氨酶升高，黄疸、药物性肝炎。

注意事项：重点监测肝功能。

依非韦伦（依非韦伦片国免药）

常见副作用及不适症状：皮疹、转氨酶升高、中枢神经系统症状、头晕、失眠、孕妇致畸。

注意事项：做好精神状况评估、监测肝功能、孕妇禁用、建议空腹服用。

艾诺维林（商品名：艾邦德）

常见副作用及不适症状：详情参见说明书。

注意事项：遵医嘱。

利匹韦林（商品名：恩林）

常见副作用及不适症状：皮疹、抑郁、失眠、肝毒性。

注意事项：随餐服用、忌空腹。

多拉韦林（商品名：沛卓）

常见副作用及不适症状：偶有恶心、头晕、异梦、腹泻。

注意事项：多拉韦林主要由 CYP3A 酶代谢，诱导或抑制 CYP3A 的药物可能影响多拉韦林的清除。

· 蛋白酶抑制剂

洛匹那韦（商品名：克立芝）

常见副作用及不适症状：肠胃不耐受、腹泻、血脂异常、胆固醇升高、胰腺炎。

注意事项：建议饭后服用，空腹服药可能会发生腹泻。

达芦那韦（商品名：普泽力）

常见副作用及不适症状：皮疹、肝毒性、肠胃不耐受、腹泻、高血糖、高血脂、肌酐升高。

注意事项：随餐服用、忌空腹。

阿扎那韦（商品名：锐艾妥）

常见副作用及不适症状：房室传导阻滞、间接胆红素升高心、呕吐、腹泻、胃痛、皮疹、发热、咳嗽、失眠、抑郁、手脚麻木等。

注意事项：必须进食时服用、忌空腹。

· 整合酶抑制剂

拉替拉韦（商品名：艾生特）

常见副作用及不适症状：皮疹、恶心、头痛、腹泻、便秘、失眠、出汗。

注意事项：耐药点位低。

多替拉韦（商品名：特威凯）

常见副作用及不适症状：失眠、头痛、超敏反应（＜1%）、可疑致畸。

注意事项：孕妇在医生指导下使用。

· 融合抑制剂

注射用艾博卫泰（商品名：艾可宁）

常见副作用及不适症状：注射局部反应：疼痛、硬结、瘙痒等、过敏反应（＜1%）。

注意事项：需要溶解后点滴注射，一般用于紧急阻断、发病期快速降低病载使用，需搭配其他抗病毒药物一起服用。

· 各类常见合剂

替诺福韦＋恩曲他滨（商品名：舒发泰 / 太禾）

常见副作用及不适症状：详情参见单药。

注意事项：遵医嘱。

齐多夫定＋拉米夫定（齐多拉米双夫定片　商品名：贝拉齐国免药）

常见副作用及不适症状：骨髓抑制、贫血、恶心、乏力。

注意事项：监测血常规。

多替拉韦＋阿巴卡韦＋拉米夫定（多替阿巴拉米片　商品名：绥美凯）

常见副作用及不适症状：HLA-B5701 基因测试。

注意事项：服药前必须做 HLA-B5701 基因测试，有猝死风险。

艾维雷韦＋考比司他＋恩曲他滨＋丙酚替诺福韦（艾考恩丙替片　商品名：捷扶康）

常见副作用及不适症状：详情参见单药。

注意事项：需随餐服用，不得空腹。

比克替拉韦＋恩曲他滨＋丙酚替诺福韦（比克恩丙诺片　商品名：必妥维）

常见副作用及不适症状：详情参见药品说明书。

注意事项：注意定期监测血脂。

多拉韦林＋拉米夫定＋替诺福韦（多拉米替片　商品名：德思卓）

常见副作用及不适症状：偶有恶心、头晕、异梦、腹泻。

注意事项：多拉韦林主要由 CYP3A 酶代谢，诱导或抑制 CYP3A 的药物可能影响多拉韦林的清除。

多替拉韦＋拉米夫定（商品名：多委托）

常见副作用及不适症状：详情参见单药。

注意事项：务必在服药前查乙肝和耐药。

艾诺维林＋拉米夫定＋替诺福韦（艾诺米替片　商品名：复邦德）

常见副作用及不适症状：详情参见说明书。

注意事项：遵医嘱。

133. 感染 HIV 后该如何选择最适合自己的药物？

如果是新发现感染 HIV 病毒，或者既往发现感染 HIV 病毒，但是尚未启动治疗，则根据自身的体检结果和经济条件，听从医生建议，选择对自己最优的药物。国家免费药具有免费的优势，如果经济条件不好，可以优先考虑。如果有医保，可以选择医保用药，一天只需服用一粒药物，服药方便。如果经济条件良好，可以考虑自费药。

如果已经服用国家免费抗病毒治疗药物多年，体检结果无异常，没有副作用或者副作用对生活的影响较小，说明目前的治疗方案和药物适合个体的情况，建议继续原有的治疗方案，不要轻易换药。

如果服用国家免费抗病毒治疗药物多年，体检结果出现异常，一定及时与医生沟通，听从医生建议进行换药调整。如果不良反应对生活影响较大，想要避免或者减轻该种副作用，结合自己的经济条件，在医生的指导下，选择医保药或者自费药。

出现药物副作用，需要及时告知就诊医生，寻求专业医生的帮助，避免擅自停药。抗病毒治疗药物可选择性增多，需要结合自身的身体条件和经济条件在医生的指导下选择适合自己的方案。最贵的不一定是最好的，适合自己的才是最好的。不管使用何种药物，一定要注意服药依从性，才能提高疗效，减少耐药发生。

134. 是不是从一开始启动 HIV 抗病毒治疗就应该使用耐药屏障更高的药物？

可以，但也并非所有人都有必要如此。随着全球范围内耐药毒株的不断扩散，建议有能力的情况下，新治疗的感染者在启动治疗进行耐药检测，了解自身所感染病毒毒株的耐药情况，作为一项重要参考指标辅助医生选择用药。如果检测结果显示毒株已经对某些药物成分产生较高耐药风险，大夫会建议选用耐药点位更高的药物。如果当地不具备耐药检测条件，经医生研判暂时用药风险较低，也可以选择不做耐药检测。

无论是否进行耐药检测，都要在医生指导下定期进行 CD4 ＋ T 淋巴细胞计数水平和病毒载量以评估治疗效果，在出现病毒载量降幅较小或反复不定、低病毒血症等指向耐药可能的情况下也建议进行耐药检测评估是否为病毒抑制失败或需要调整治疗方案。

HIV 耐药是指在一定浓度的抗病毒治疗药物存在的情况下，体内 HIV 病毒仍然能够自我复制生长，体内仍能检测到 HIV 病毒载量。HIV 病毒耐药分为传播性耐药、获得性耐药、治疗前耐药。

传播性耐药是指从未使用过抗病毒药物的新感染者，由于感染耐药的 HIV 毒株所致。获得性耐药是指在启动抗病毒治疗后，HIV 病毒在体内药物存在的情况下发生变异产生的耐药。治疗前耐药是指首次启动抗病毒治疗或者再次启动抗病毒治疗前在患者体内检测到的耐药，可能来源于传播性耐药，也可能来源于获得性耐药，或者两者兼有。

对于有条件的病人，在启动抗病毒治疗前，可以进行耐药检测，便于医生进行药物选择。对于治疗后病毒载量下降不明显或者抗病毒治疗失败的病人建议及时进行耐药性检测，有助于选择适当的药物。对于抗病毒治疗失败的患者，耐药检测应在未停用抗病毒药物时进行，如已停药，需要在停药后 4 周内进行耐药检测。[1]

135. 什么情况下不能使用一线药物而需要使用二线药物？

一般来说，二线药物的成本比一线药物高，二线药物的可选择种类较少，在一线药物产生严重副作用，病人的肝肾功能出现异常状况、治疗效果不好、治疗失败的情况下，在医生指导下选用二线药物。二线药物同样有副作用和耐药的可能性。如果使用二线药物产生严重的副反应和耐药，那么患者可选择的药物就更少了，甚至出现无药可医的情况。

一线药物和二线药物并无好坏之分，是针对艾滋病感染人群的治疗推荐方案。不管是一线药物还是二线药物，适合自己的药物才是最好的，一旦启动治疗，便要按时服药，减少治疗失败的可能性。

136. HIV 抗病毒治疗的药物在各个地区都是一样的吗？

---

[1] 《中国艾滋病诊疗指南（2021 版）》。

国家提供的免费抗病毒治疗药物由国家统一采购，所以全国定点医院的免费药品是有质量保证的。对于医保药和自费药，根据各地的医保政策不同可能会有差异，比如报销药品的种类和报销比例等。

根据现住址管理的原则，如果工作调动或者住址改变，艾滋病感染者和病人可以联系居住地的疾控中心和定点医院，将治疗关系转至居住地的定点医院，继续进行抗病毒治疗。

（六）ART 维持

137. 听说 HIV 感染者不能吃西柚，这是真的吗？

葡萄柚，俗称西柚，西柚汁液中含有的柚苷是一种黄酮类物质，其能显著抑制小肠黏膜上皮细胞 CYP3A4 酶的表达，从而对通过 CYP3A4 代谢的药物产生影响。CYP3A4 酶能够对小分子有机物（比如各种毒素）进行降解、去活，可影响包括地平类降压药在内，他汀类降脂药、降糖药、钙离子通道阻滞剂、抗寄生虫药、抗癌药、免疫抑制剂等十多类高达 85 种药物的代谢。

HIV 感染者所服用的抗艾滋药物中，非核苷类逆转录酶抑制剂（NNRTIs）、蛋白酶抑制剂（PI）和 CCR5 拮抗剂，与 CYP3A4 的关系比较大。相关药物和可能产生的相互作用如下：依曲韦林（皮疹）、马拉维若（直立性低血压、晕厥）、利匹韦林（扭转型室性心动过速）、沙奎那韦（增加药物浓度，从而提高抗 HIV 疗效）、依非韦伦（增加药物浓度，影响肝功能，还会和蛋白酶抑制剂、非核苷药物有交叉作用）。

当然，抛开剂量谈毒性是不合理的，一般来说，偶尔少量食用西柚不会对身体产生剧烈、明显、不可逆的损伤，但不建议短时间内大量食用。

还有哪些药物会和西柚冲突呢？

西柚和药物冲突是因为大部分药物都主要通过肝脏来代谢，这是因为肝细胞内存在一种酶，我们称它为肝药酶。很多药物进入体内时会被肠道和肝脏中的某种酶代谢，这也称为首过效应。肝药酶可以促进多种药物发生代谢转化，从而促进药物从体内的排泄。而西柚中的这种呋喃香豆素类成分，刚好可以抑制人体内肠道和肝药酶的活性，从而增加药物的吸收，减慢或者阻止药物的代谢，变相增加了药物的剂量。

目前已知有 85 种以上药物会受到西柚影响，并且其中很多有可能导致严重的不良反应。如：

西柚+降压药 = 让血压低出下限：这类药如硝苯地平、维拉帕米等。西柚可使降压药的血药浓度升高，这相当于无形中增加了药量，让降压药的降压功能发挥得过于猛烈，以至于让血压一降再降，服药者轻则出现头晕、心慌、乏力，严重时还会发生心绞痛、心肌梗死或脑卒中。

西柚+降脂药 = 伤害肝脏、肌肉：服用他汀类药物，如辛伐他汀、阿托伐他汀、洛伐他汀等降脂药时，应远离西柚和西柚汁，以免药物在体内蓄积，增加肝损伤、肌肉疼痛、横纹肌溶解等不良反应的风险。这种组合还可能引起急性肾衰竭。不过，瑞舒伐他汀、普伐他汀、匹伐他汀、氟伐他汀不受西柚的影响。

西柚+抗过敏药 = 更容易头晕：如果在服用特非那定、息斯敏等抗过敏药期间摄入西柚，可引起头晕、心悸、心律失常等症状。西柚+安眠药 = 让副作用再大一点：西柚会延缓地西泮（安定）、咪达唑仑等镇静安眠药的代谢，延长药物的作用时间，如此一来，会加重服药者眩晕和嗜睡的症状。很多患者在服药第二天还可能有头晕等症状，司机以及从事高空作业的人群一定要特别注意。

西柚+抗焦虑 / 镇静药 = 眩晕和嗜睡：部分抗焦虑药物，如地西泮、咪达唑仑等不能和西柚同服，以免延长药物的作用时间，从而引起眩晕和嗜睡。[①]

138. HIV 抗病毒治疗的药物是否可以同时用来治疗乙肝？

HIV 与乙肝病毒 HBV 在人体内增殖都需要进行以 RNA 为模板合成 DNA 的逆转录过程，所以部分抗病毒治疗药物，尤其是核苷类逆转录酶抑制剂对 HIV 和 HBV 均有抑制作用且广泛应用于临床。但是针对特定病例尤其是两种病毒同时感染的病例，药物的品种选择、用量及配伍等需要有相应执业资格的

---

① 孙建国 . 服药期间，记得远离西柚 [J]. 祝您健康,2021,11：30-31.

医生来决定。由于不同病例可能有较大的个体差异，在下处方前，医生会根据诊疗指南与行医经验来对病例进行问诊和必要的化验检测，再根据检测结果决定用药。未经就诊自行用药极易导致不良后果，在此希望所有的有用药需求的朋友都能到正规医疗机构就诊，经由医生诊断后正规用药。

139. 有新的 HIV 抗病毒药物进了医保报销范围，我有没有必要立即换药？

药物种类的选择需要考虑治疗效果、药物副反应、服药依从性等多方面因素，换药是需要深思熟虑且综合评估的。某种药品进入医保名录后，一般情况下会使该药自费部分的价格大幅下降。如果此进入医保报销范围的药物，能让某个病例获得更好的治疗效果、更少的药物反应和副作用、更低的经济压力，那么该药物就是更好的用药选择。

但同时需要考虑病毒耐药的可能性，HIV 有着高突变性，虽然现在国内艾滋病病例的病毒抑制率一般高于 90%，但还是有着病毒耐药发生的可能性。如果病例长期用药方案对身体并无明显副作用，治疗效果较好（病毒载量低于检测下限），那么也没有必要调整用药方案。这样万一发生病毒耐药，可以有更多的换药方案。

140. 启动治疗后多久做一次 CD4 + T 淋巴细胞计数检测和病毒载量检测？

根据最新发布的《中国艾滋病诊疗指南（2021 版）》，CD4 + T 淋巴细胞计数的检测频率需根据患者的具体情况由临床医师决定。在治疗前进行 1 次检测，启动治疗 3 月后进行 1 次检测，治疗后两年内以每 3—6 月检测 1 次（如果基线 CD4 + T 淋巴细胞计数 < 200—300 个 /μL，建议每 3 月检测 1 次；如果基线 CD4 + T 淋巴细胞计数 > 300 个 /μL，建议每 6 月检测 1 次）。治疗两年后，对于抗病毒治疗后体内病毒被充分抑制，CD4 + T 淋巴细胞计数在 300—500 个 /μL 的患者，建议每 12 月检测 1 次；> 500 个 /μL 的患者可选择性进行 CD4 + T 淋巴细胞计数检测。当出现抗病毒治疗延迟、治疗失败更换药物方案过程中重复检测病毒载量 > 200copies/mL 的情况时，建议每 3—6 月检测 1 次。

关于病毒载量检测频率，在启动抗病毒治疗前应进行一次检测，如果未及时启动治疗，建议定期检测。初始治疗后，建议第 1 次检测应在治疗后 4 周左右，然后每 3 个月检测一次直到病毒完全抑制。治疗后两年以内，建议每 3—4 个月检测一次。治疗两年以后，如果病毒稳定抑制，每 6 个月检测一次。如果因为抗病毒治疗失败调整治疗方案，建议第 1 次检测应在调整方案后的 4 周进行，然后每 3 个月检测一次直到病毒得到抑制。

各地区都有对患者每年免费进行 CD4＋T 淋巴细胞计数和病毒载量检测的福利政策，一般为治疗启动半年后，每年有 1 次免费病毒载量检测、1—2 次免费 CD4＋T 淋巴细胞计数检测。

141. 启动治疗后 CD8＋T 淋巴细胞计数迟迟不下降是什么原因？

CD8＋T 淋巴细胞代表 T 抑制细胞和 T 杀伤细胞，是免疫反应的效应细胞，通过体液介导发挥免疫作用，即消灭受感染的细胞。这些细胞的功能就像一个"杀手"或细胞毒素，因为它们可以对产生特殊抗原反应的目标细胞进行杀灭。

感染 HIV 后，CD4＋T 淋巴细胞数量减少而 CD8＋T 淋巴细胞数量升高，导致 CD4/CD8 比值倒置，HIV 感染急性期过后 CD8＋T 淋巴细胞仍维持在较高水平。目前观察到经过有效的抗病毒治疗后，获得免疫重建的患者 CD4＋T 淋巴细胞数量逐渐升高，甚至恢复正常水平，这一过程呈现先快后慢的特点，并且可持续 10 年以上。[1] 同时 CD8＋T 淋巴细胞的数量在抗病毒治疗起始后迅速降低，但很快达到一个高于正常水平的平台值，故 CD4/CD8 比值恢复的过程十分缓慢。[2] 据报道，初始治疗的 HIV 感染者接受抗病毒治疗后 5 年内，

[1] 荆凡辉，吕玮，李太生. HIV 感染者免疫功能重建新视角：CD4/CD8 比值 [J]. 中国艾滋病性病，2018，06：643-646.

[2] Trickey A，May M T，Schommers P，et al. CD4：CD8 ratio and CD8 count as prognostic markers for mortality in HIV-positive patients on ART：Antiretroviral Therapy Cohort Collaboration. [J].*Clinical Infections Diseases*，2017，65（6）：959-966.

仅有约 29% 可实现 CD4/CD8 比值恢复正常,达到比值正常化的平均时间为 10.1 年。[①] 不过无须过度担心,通过多年临床观察 CD8＋T 淋巴细胞计数处于较高水平一般不会对身体产生明显的负面影响,遵医嘱积极治疗规律随访大概率能够抑制病毒,正常生活。

142. CD4＋T 淋巴细胞和 CD8＋T 淋巴细胞之间是什么关系?

人体感染了 HIV 后,涉及的主要病理过程就是免疫系统的损害,主要表现为 CD4＋T 淋巴细胞的降低,CD8＋T 淋巴细胞的相应增高,所以艾滋病患者或 HIV 感染者验血时经常表现为 CD8＋T 淋巴细胞增高。因此 CD4＋T、CD8＋T 细胞计数作为直接测定免疫功能的方法,是评估感染后免疫系统损害状况最明确的指标。

HIV 感染者或艾滋病患者启动 HIV 抗病毒治疗后,获得成功的免疫应答不仅包括外周 CD4＋T 淋巴细胞绝对计数的恢复,也包括 CD4/CD8 比值的恢复,正常人 CD4/CD8 比值临床上多以 1.5—2.5 为正常范围,但也受到年龄、性别、种族和感染等多种因素的影响。

随着抗病毒治疗的启动,一般来说 CD4＋T 淋巴细胞计数呈现缓慢回升、CD8＋T 淋巴细胞计数呈现缓慢下降的趋势,二者比值将恢复到 1∶1.1—1∶1.4 之间。但 CD4/CD8 比值恢复的过程十分缓慢。

143. 性伴经过 HIV 抗病毒治疗,已检测不到病毒载量,是不是可以发生无套性行为了?

不可以,非常不建议发生无保护性行为。有两种情况,其一是伴侣间只有一人感染 HIV,如果该名感染者的 HIV 病毒载量虽然已经降低到检测下限以下,大多科学文献中认为此时不会通过性行为传播病毒,但检测结果只能评价采血那个时间点的血液病毒载量。HIV 有着高突变性,一旦发生耐药突变,耐

① Mussini C,Lorenzini P,Cozzi-Lepri A,et al.CD4/CD8 ratio normalisation and non-AIDS-related events in individuals with HIV who achieve viral load suppression with antiretroviral therapy:an observational cohor tstudy[J]. *LancetHiv*,2015,2（3）:98–106.

药毒株有可能无视药物抑制作用短时间的造成病毒载量反跳，甚至达到很高的病毒载量水平，使得感染者能够通过性行为将病毒传染给伴侣。这个病毒载量反跳的过程有可能在很短时间内完成，因此病毒载量结果为低于检测下限时也不建议发生无保护性行为。

其二是伴侣双方均为 HIV 感染者，这种情况下，即便是双方病载都低于检测下限也十分不建议发生无保护性行为，理由一方面同上，避免发生耐药突变导致的病毒传播；另一方面，虽然双方都感染了 HIV，但两人体内的 HIV 病毒毒株可能完全不同，无保护性行为可能造成双方或其中一方感染其他病毒株甚至耐药株，造成治疗失败。

此外，伴侣间有可能双方或一方感染其他性传播疾病，有可能造成性病的传播，科学佩戴安全套能够大大降低疾病传播的风险。

144. HIV 感染者治疗到病毒载量测不到后进行抗体检测的结果还会是两条杠吗？

会的。感染 HIV 后，抗体终身阳性，即使病毒抑制成功、免疫功能恢复后也是如此，启动抗病毒治疗后要遵医嘱进行定期体检，包括 CD4＋T 淋巴细胞计数、病毒载量、肝肾功能以及其他检测，以此来评估病毒抑制与免疫重建的效果，再进行 HIV 抗体检测没有太多参考价值。

145. 病毒载量检测结果显示"TND"，是不是意味着病毒载量为"0"？

病毒载量检测结果显示"TND"可认知为病毒已被药物抑制，但不能绝对地认为此时病毒载量为"0"。"TND"是"Target Not Detected"的缩写，直接翻译即为"未检测到目标"，一般表示为低于检测下限。

在不同医疗机构进行病毒载量检测时，受试剂、仪器参考值的影响，检测下限是不同的，不同检测设备的检测下限不尽相同，有的低于 100copies/mL 即显示"TND"，有的低于 50copies/mL 显示"TND"，精度更高的则结果低于 20copies/mL 才会显示为"TND"结果。"TND"的检测结果表示该样本中未检测到超过本次检测下限的病毒载量，因此病毒载量低于检测下限不能简单地理解为病毒已"清零"。

146. 哪些行为会增加 HIV 感染后耐药的风险?

病毒的耐药性是指病毒因发生变异而对某种药物敏感性降低,产生原因大致有以下四点。

①服药依从性差、不规律服药:这包括不按时服药,擅自减少药量甚至停药等不遵医嘱的服药方式。HIV 病毒逆转录酶的错配率非常高,导致高突变率和新病毒株不断产生,因此 HIV 抗病毒治疗方案一般都包含三种或三种以上的抗病毒治疗药物,这其中一般包括两种核苷类逆转录酶抑制剂和一种非核苷类逆转录酶抑制剂来使药物从不同机制抑制病毒复制,降低耐药的产生风险。不遵医嘱服药甚至停药,很可能因为药物的选择作用在病例体内培养出耐药毒株,使得药物失效,治疗失败,因此一定要遵医嘱服药治疗,如有不适及时就医;

②如果感染者原本感染的就是耐药毒株,那么其在启动抗病毒治疗之前即对部分药物成分耐药,因此有条件的情况下,可在启动治疗前进行耐药检测,医生就可以根据检测结果有针对性地选择治疗方案;

③启动 HIV 抗病毒治疗后,再次发生无保护的性行为也有可能导致感染其他耐药毒株,致使前序的 HIV 抗病毒治疗前功尽弃;

④未在专业医师指导下自行频繁换药,也有可能导致病毒耐药,尤其是自行通过个人途径使用各种代购仿制药,因仿制药可能无质量保证,容易因药物实际含量低或假冒伪劣药物导致治疗失败。

147. CD4＋T 淋巴细胞计数水平低、长得慢,是不是耐药了? CD4＋T 淋巴细胞计数水平和耐药有什么关系?

其实 CD4＋T 淋巴细胞计数水平主要是反映人体的免疫功能的状况,如果想了解是否耐药,还需要进行耐药和病毒载量的检测,最常用的耐药检测方法是基因型检测方法,在未进行病毒载量检测的情况下,可以结合 CD4＋T 淋巴细胞计数水平的动态变化评估治疗效果,辅助判断治疗效果。

148. 启动 HIV 抗病毒治疗后还需要定期关注哪些指标？

首先，是 CD4 ＋ T 淋巴细胞计数、CD8 ＋ T 淋巴细胞计数和 HIV 病毒载量，这是评估抗病毒治疗效果最重要的指标，CD4 ＋ T 淋巴细胞计数水平稳步上升，部分病例可逐渐恢复正常免疫水平（约 ＞ 500 个 /μL），CD8 ＋ T 淋巴细胞计数下降，CD4/CD8 比例逐渐恢复正常。HIV 病毒载量持续下降，大部分病例可降至低于检测下限，表示抗病毒治疗有效，如果出现病毒载量上升反跳，条件允许的情况下应进行耐药检测，了解是否产生了耐药毒株，根据耐药结果调整治疗方案。

其次，是多项并发症与药物副反应的检测，如肝肾功能、骨密度、血糖、血脂以及血常规等需要定期检测的指标，用以定期观测抗病毒药物对身体是否存在和存在何种程度的副作用，必要情况下需调整用药方案。

最后，是定期进行性病和其他传染病检测，如梅毒、结核、乙肝、丙肝等；最后，如有身体不适，请务必及时就医。

149. 糖尿病患者使用 HIV 抗病毒治疗药物时需要注意什么？

所有慢性病，包括糖尿病、心脑血管病、肝病、肾病、痛风、癌症、抑郁症或精神类疾病，都应携带好正在服用的药物跟主治医生一起沟通用药方案，千万不可盲目服用，更不可能图省事，一大把混在一起吃，有药物中毒风险。

150. 经常参加一些前沿的药物实验会不会有利于早日实现治愈？

未必如此。首先，多数进行临床试验的药物是处在未经上市审批的阶段，药物本身可能存在各种未经发现的药物过敏反应和其他副作用，严重程度因人而异。

其次，药物实验一般为双盲实验，即一部分入组人员使用待验证的药物，另一部分入组人员仍使用常规药物或"安慰剂"，属于对照组别，而参与者甚至并不知情自己所用的药物种类。因此并非参加了药物实验就一定能用到更先进的药物，也有可能给自身健康带来风险。

HIV 病毒有着高突变性的特点，在不了解自身感染毒株的耐药现状的情况下换成试验药物，有可能造成病毒载量反跳，对患者自身健康造成影响。

最后，尤其值得注意的是，尽可能不要参加需要断药的实验，贸然断药有可能导致耐药毒株的形成，给自身后期治疗增加难度。

药物临床试验是指任何在人体（病人或健康志愿者）进行的药物的系统性研究，以证实或发现试验药物的临床、药理和/或其他药效学方面的作用、不良反应和/或吸收、分布、代谢及排泄，目的是确定试验药物的安全性和有效性，而非帮助少部分人优先享受更高治疗待遇。

151. 确诊 HIV 后是否有必要加入一些"病友群"？

不一定，需要具体情况具体分析。病友群内可以互相加油打气，分享治疗中的各种注意事项，互帮互助等，促进病友积极治疗，坦然面对人生。

但事情都具有两面性，艾滋病不同病例在病程中可能有着较大的个体差异，治疗方案、生活习惯上各不相同，因此互相分享治疗经验的做法实际上对个人来说并不一定适用；此外，艾滋病作为一种目前在社会上还存在误解甚至歧视的疾病，大部分病友不会透露自己的真实信息，一般病友群内的群友互不认识或只认识一部分群友，且大部分社交软件的群功能可以通过任意群友拉用户进入，没有审核机制，容易造成群内人员复杂，甚至有非法分子混入病友群伺机诈骗勒索，盲目加群会给自身带来隐私暴露风险。如果真的想倾诉情绪、咨询问题，还是建议与正规医疗卫生机构医生或艾防关怀社会组织从业人员保持联系。

152. 日常生活中保护自己吃药的隐私该怎么做？

首先，要定期随访开药，避免因断药而不得不以暴露个人隐私为代价向他人求助以获取药物。其次，药物包装均明确写明药物用于 HIV-1 治疗，如果不方便留存药物包装，建议使用自购的药盒进行药物分装，或使用其他常见保健品的包装代替，避免因药物包装泄露自己在吃药的事实，平日里也要随身携带几天的药物，避免出现状况外的事情而影响及时服药。再次，服药的具体时间也可以调整到独处的时段，避免在人前不得已吃药，可以利用手机或手环闹钟进行提醒。最后，与他人共同生活的情况下，更要保护好药物和检查报告等材料不被他人看到。

153. 春节期间 / 寒暑假期间不在治疗城市无法取药怎么办？

首先，尽可能在短期离开治疗随访所在城市前开足 90 天的药量，最大限度上降低药物储备对服药依从性的不利影响。其次，请至少在药物使用完 5—7日前联系随访辖区疾控中心或定点治疗医院，请医务人员或艾滋病防治社会组织志愿者协助送药或寄药，临时联系可能药物无法寄达。

最后，也可通过网上药店自费购买抗病毒药物，还可通过当地熟识的感染者或患者组织临时借几天药进行周转。

154. 春节期间 / 寒暑假期间不在本地无法取药可以在当地直接领取吗？

一般来说抗病毒治疗药物只能在其落档的随访治疗城市取药，因此平常是无法在管理档案未转入的情况下在其他城市取药的。一般春节或寒暑假假期相对较长，建议提前备足药物，避免因暂时不便回到治疗地而断药。

五、HIV 相关政策与法律

（一）关于救助

155. 我国在艾滋病防治方面有哪些基本政策？

为了更有效地开展艾滋病防治工作，我国政府出台了预防艾滋病"四免一关怀"政策。

"四免一关怀"中的"四免"分别是：农村居民和城镇未参加基本医疗保险等医疗保障制度的经济困难人员中的艾滋病病人，可到当地卫生部门指定的传染病医院或设有传染病区（科）的综合医院服用免费的抗病毒药物，接受抗病毒治疗；所有自愿接受艾滋病咨询和病毒检测的人员，都可在各级疾病预防控制中心和各级卫生行政部门指定的医疗等机构，得到免费咨询和艾滋病病毒抗体初筛检测；对已感染艾滋病病毒的孕妇，由当地承担艾滋病抗病毒治疗任务的医院提供健康咨询、产前指导和分娩服务，及时免费提供母婴阻断药物和婴儿检测试剂；地方各级人民政府要通过多种途径筹集经费，开展艾滋病遗孤的心理康复，为其提供义务教育。

"一关怀"指的是国家对艾滋病病毒感染者和患者提供救治关怀，各级政府将经济困难的艾滋病患者及其家属，纳入政府补助范围，按有关社会救济政策的规定给予生活补助；扶助有生产能力的艾滋病病毒感染者和患者从事力所能及的生产活动，增加其收入。

156. 青年学生感染者治疗有没有特殊政策？

部分地区对于青年学生感染者治疗会在常规政策上有其他的特殊政策，比如时间间隔更短的 CD4＋T 淋巴细胞水平和病毒载量检测次数、免费耐药检测、体检费用减免、疫情管控下优先送药等，具体政策还需咨询当地疾控部门和定点医院。

157. 艾滋病发病后治疗是否还能享受免费药？

处于艾滋病发病阶段的病人同样享有使用国家提供的免费抗病毒治疗药物的资格。艾滋病发病期的病人往往体质较弱，器官功能出现不同程度的受损，在这种情况下建议在医生指导下尽可能选择对身体副作用更小的药物，以进一步减少药物副作用对治疗的不利影响。如果经过评估，病人经济条件有限，身体情况可以适用于免费药，那么可以在医生指导下使用免费药物。重建免疫功能，保护生命最重要。

158. 经济条件有限的情况下，能否凭借 HIV 确诊报告向民政部门申请救助？

我国对艾滋病病毒感染者"四免一关怀"政策中，"关怀"即将生活困难的艾滋病病人纳入政府救助范围，按照国家有关规定给予必要的生活救济。因此，各地政府民政救助部门都有相关救助的义务，在自身经济条件有限的情况下，感染者可以向民政部门申请救助，民政部门同样有义务积极扶持有生产能力的艾滋病病人开展生产活动，增加其收入。

部分省市对未成年 HIV 感染者或艾滋病病人有专项救助措施，具体措施内容和办理流程应及时咨询当地的民政部门、疾控中心、或定点治疗医院工作人员。

（二）关于就医

159. 启动抗病毒治疗时能否使用别人的医保账户信息？

一定不可以。一定不要使用他人医保个人账户资金购买 HIV 抗病毒药物，即医生处方与 HIV 相关的药物，这种情况下有可能在他人医疗和医保使用记录中留下 HIV 确诊相关信息，在购买商业健康保险或进行报销时可能受到很大限制，并有可能暴露感染者个人的信息，甚至产生意想不到的后果，并需要承担相应的法律责任。

在启动职工医保个人账户家庭成员共济功能的地区，感染者在治疗过程中可以使用直系亲属职工医保个人账户积累的资金购买一些辅助性药物，基金账户则无法通用。

职工医保个人账户家庭成员共济功能目前仅在少数地区启动，多数地区仍无法使用，则需严格按照感染者本人和证件对应为基础进行治疗付费行为，从国家的角度来说避免医保基金被诈骗、挪用；从个人角度来说避免因 HIV 相关就医记录给他人添麻烦，给自身隐私造成暴露的隐患。

160. 为什么有的地方进行 HIV 抗病毒治疗要去定点医院，所有大医院都能治岂不更好？

首先，设置定点医院实际上集中资源，降低了医疗资源广泛投入的成本，如果各个大型医院都可以提供治疗，那么国家在医护人员和设施的配备上的投入和管理成本会大幅增加。其次，大大提高了抗病毒治疗从启动到随访的便利性，感染者不必因为各个地区和医院医疗条件的不同而折返于各个医院之间，感染者往返于各个医院的各个相关检查科室，也增加了治疗的不便。同时，这是对感染者隐私的保护，避免感染者折返于多个医院之间增加隐私暴露风险，涉及的相关人员越多，隐私暴露的风险就越大。

定点医院的大夫由于经过艾滋病治疗相关技术的专门培训，同时接诊艾滋病病人较多，针对艾滋病及其相关的并发症的诊疗会更有经验，也更加有利于病人的治疗。同时由于艾滋病是一种慢性传染性疾病，开始治疗以后要定时随访监测其治疗效果，治疗的依从性好才能确保治疗成功的几率提升，因此在定点医院治疗能更好、更及时地进行相关的检测，定点医院大夫一般都会在病人每次就诊时，对病人进行相应的随访，随访信息也会记录在案，形成相对完善的治疗档案，便于大夫及时、全面地掌握病人的既往诊疗史，一旦发生耐药或者机会性感染等情况，大夫能够第一时间针对病人具体情况进行针对性的诊疗，有利于病人治疗效果的提升和维持。

161. 是不是感染 HIV 后再进行手术必须去定点治疗的医院？

首先肯定的是感染 HIV 的手术不是必须去定点医院。医疗机构要严格执行《医疗机构管理条例》和《艾滋病防治条例》的各项规定，认真落实首诊（问）负责制。艾滋病毒感染者罹患其他疾病，在哪个医院就诊哪个医院负责治疗。医院对门诊、急诊、住院和自愿咨询检测过程中发现的艾滋病患者和病毒感染者，要给予积极、科学、妥善地做好接诊相关处置工作，不得以任何理由推诿或者拒绝诊治。

目前来看，仍有一些医院出于客观原因无法接待 HIV 感染者的日常手术治疗，创口较大、出血量较多、存在较高医护人员暴露风险的手术大多需要在当地或更高级别的定点医院进行，本院医护条件不足情况下还可以邀请其他医院相关病种的大夫前来指导或操作手术；一般时间短、创口小的小型的门诊手术可以在诊室直接完成，但建议提前了解该医院的操作惯例，同时本着对自己和别人负责的态度，在非定点医院就诊时请提前告知医务人员自身感染 HIV 的事实，避免耽误及时治疗。

但很多时候根本来不及去定点医院，如遇突发意外或紧急情况，请第一时间拨打 120 通过救护车送往当地专科医院，在生命存续条件允许且患者本人或陪同人特别要求的情况下，经过急救医士评估，救护车可以直接前往当地的指定医院，在专科医院进行各种检查和手术治疗。

手术是否需要去定点医院开展，主要取决于相应医院的条件，此外，建议提前向当地定点医院咨询本地感染者手术事宜。

（三）关于就业

162. 感染 HIV 后还能不能办理健康证？

一般来说，感染 HIV 不会影响服务行业从业人员办理健康证，办理健康证的检查项目中并无对 HIV 感染状况的检测。少数地区可能借助健康证办理对部分行业从业人员 HIV 感染状况进行监测，一旦检测发现感染，新发现感染者积极配合进行治疗、既往感染者向疾控部门告知其治疗及随访状况，则不会影响健康证办理。

163. 感染后启动抗病毒治疗，用人单位会不会查我的就医记录和医保记录？

绝大多数用人单位在员工入职前和入职后不会主动查询员工的就医记录和医保使用记录。但公务员和残障公务员在进行入职体检时会进行 HIV 抗体检测，抗体结果阳性会被视为不合格。部分特殊行业或岗位从业人员可能会有专人定期查询员工的医保使用情况，或者在发生工伤认定等特殊情况时可能需由单位出面向社会保险基金管理机构调取员工部分就医记录和医保使用记录。这只是极少数，要根据具体情况考虑。

（四）关于商业保险

164. 感染后启动治疗，商业保险公司会不会查我的就医记录和医保记录？

购买商业健康险，保险公司一般会要求投保人进行必要的身体健康状况检查，购买部分保险产品时保险公司可能会查询投保人的就医记录，这是购买商业健康险正常也是合理合法的步骤。确诊 HIV 后购买商业健康险，如果在医院感染科留下了 HIV 相关就医记录，保险公司是有可能查询到的，并以此为由拒绝承保。因此不建议感染者购买商业健康险，一方面容易泄露个人隐私，另一方面在发生理赔申请时，保险公司会以投保人隐瞒 HIV 感染状况为由拒绝赔付。商业意外险、财产险不受 HIV 感染状况限制。建议大家在购买任何保险之前都应先查看免赔条例一栏，少花冤枉钱。

六、其他热点专题

（一）关于进口药/代购药

165. 药物是不是进口的更好？

进口药物未必是最适合自己使用的药物。首先，很多国产药物与进口原研的配方是相同的，在这种情况下没有必要用更高的价格购买国外生产的同配方药物；其次，国内可选药物已经可以覆盖绝大多数人的用药需求，因此请及时向专业医生咨询，请勿根据个人认知自行选购并使用药物；最后，"没有最好的药，只有最适合的药"，并非更昂贵的、进口的药物就是最好的，应根据自身情况在专业医生建议下选用最合适的药物。

166. 服用代购药（阻断/预防/治疗）有哪些风险？

首先，艾防领域国内常见的代购药多为印仿药或老挝仿制药，在国内并未获得审批，没有上市和临床使用资格，从法律上来说可能助长了走私行为；其次，部分仿制药来源不清，有可能来自私人加工作坊，药物质量参差不齐，更难以保证疗效；同时，使用代购药品的人员往往长期脱离专业医疗机构的随访检查和咨询，难以及时察觉药物使用不当对身体造成的损伤；最后，代购途径的药物由于缺少正规存储保障，药品往往储备有限，在特殊时期更容易出现断供，影响使用者的服药依从性。因此，为保证抗病毒效果有效实现，一般不建议在艾防领域使用代购药物。

167. 仿制药是否具有原研药一样的效力？

一般来说，国内经过审批上市的仿制药与原研药具有同样的治疗效果，价格上也更具有优势。但来自代购渠道的国外仿制药，由于渠道来源不明、药物储备不足等原因，难以在用药随访前了解到该药物的实际治疗效果和药物反应等，来源不清的药物在质量上更难以得到保障。

168. 网上卖的仿制药代购药都是从哪来的？

国内艾防领域常见的代购药和仿制药多为印仿药或老挝仿制药，一般通过走私入境，在国内也并未获得批准使用；还有一部分药物可能来自私人加工作坊，药物质量和储存条件更难以保证，因此为有效实现治疗目标，不建议自行通过非专业医疗机构选用代购仿制药。

（二）关于"恐艾"

169. 什么是"阴滋病"？

"阴滋病"是一种不科学的说法，在医学上并没有严格意义上专门的病种，往往是一些怀疑自己发生了高危行为，或身体出现免疫受损症状，但 HIV 检测结果均为阴性却坚称自己感染了 HIV 的人群自己的说法。患者往往出现和艾滋病晚期相同的并发症症状，但就是查不出感染 HIV，可一旦用上抗病毒药物，症状即刻减轻，甚至逐渐恢复健康，曾经一段时间他们将其归为心理问题，阴滋病是种疑病症或者性病恐怖症，而不是真正的感染性疾病。但临床检测发现患者普遍的生理指标异常，还亟待开展深入研究进行分析。

170. "恐艾"是否属于心理疾病，是否需要心理医生介入？

是的，"恐艾"属于心理疾病，属于疾病焦虑障碍，《国际疾病分类》第 11 版（ICD-11）对这种疾病的描述是，"持续思虑自己可能患上一种或多种严重，甚至危及生命的疾病"，与之相伴的是反复就医、检查、搜索与疾病相关的信息，或者对躯体不适采取回避。相应地，在"恐艾"心理对日常生活影响较大的情况下，应当接受必要的心理咨询辅导和治疗。

171. 如何科学理智应对"恐艾"？

首先要了解传染病的基本概念和逻辑，厘清与传染源的接触史；其次，要用科学有效的防护措施来保护自己，把安全保护提到与潜在传染源可能的接触之前或过程当中，亡羊补牢为时晚矣；再次，避免侥幸心理，冷静理性看待问题，不要"想当然"地认为自身行为一定或一定不会产生感染风险，及时向专业人员求助，评估自身感染风险，制定个性化的方案降低风险；最后，如果"恐艾"心理比较严重，已经影响到了自己的正常生活，建议及时寻求心理医生指导，同时不建议反复为其提供 HIV 抗体采样检测服务。

（三）常见传染病——梅毒

172. 感染梅毒后会有哪些症状？

根据病程可分为早期梅毒和晚期梅毒，早期梅毒又分为一期梅毒和二期梅毒，晚期梅毒又称三期梅毒，此外，还有无症状的潜伏（隐性）梅毒。

一期梅毒主要表现为在感染 2 周至 3 个月内，生殖器、肛门部位出现"硬下疳"，是一种如软骨样硬度的无痛性溃疡，如不治疗可在一个月内自愈。并伴有腹股沟淋巴结肿大。

二期梅毒主要表现为全身出现各种各样的皮疹、生殖器或肛门部位出现"扁平湿疣"等皮肤黏膜损害。可伴有关节炎、骨膜炎、虹膜睫状体炎及全身浅表淋巴结肿大等。

如果早期梅毒没有得到及时治疗，或治疗不当，30%—40%的患者经过 2 年左右可发展为晚期梅毒（三期梅毒）。表现为结节性梅毒疹、树胶肿等皮肤黏膜损害。可破坏鼻骨，形成如马鞍状的"鞍鼻"。还可累及骨、眼、心血管和神经系统，出现心血管梅毒、神经梅毒和其他内脏梅毒，严重者可危及生命或终身致残。

有的患者感染梅毒后可长期无明显临床表现，但梅毒血清学检查阳性，称为"潜伏或隐性梅毒"。可能是患者感染程度轻，或机体抵抗力强，或治疗剂量不足引起。这些患者虽然无症状，但体内存在梅毒螺旋体具有一定的传染性，且可对机体造成潜在的损伤。

173. 感染梅毒后一般应如何治疗？

梅毒的治疗以肌肉注射长效苄星青霉素的疗效最好。越早治疗效果越好，剂量必须足够，疗程必须规范。治疗后要作随访观察，配偶及性伴应同时接受检查和治疗。根据梅毒不同的分期，选择不同的治疗方案（详见国家梅毒诊断治疗方案）。

为了保证治愈，早期梅毒经足够治疗后，应该随访 2—3 年，第一年每 3 个月复查一次，以后每半年复查一次。晚期梅毒需随访 3 年，第一年每 3 个月一次，以后每半年一次。

174. 梅毒可以阻断吗，如何阻断？

临床上暴露于有传染性的梅毒患者，可以通过阻断避免感染的可能性。在发生梅毒暴露后，应 24 小时内到医院向医生说明暴露细节等具体情况，并进行梅毒抗体和滴度检测，在结果阴性的前提下，可以通过注射青霉素降低感染风险；若青霉素过敏，可以在医生指导下服用一些抗生素口服药。

（四）常见传染病——HPV 相关疾病

175. 什么是 HPV？

HPV 即人类乳头瘤病毒，目前已鉴定出 200 多种不同的 HPV 基因型[1]，其某些基因型已被证明与子宫颈癌的发展密切相关，HPV 感染的患病率在世界人口中占 9% 至 13%。HPV 病毒是一种没有包膜的、由 DNA 核心蛋白衣壳组成的双链闭环 DNA 病毒，其直径非常小，约 50 纳米，是一根头发丝直径的千分之一。HPV 广泛存在于自然界，可在人类中广泛传播，其中与女性生殖道感染相关的约 50 多种，与女性生殖道肿瘤相关的有 20 余种。HPV 最早于 20 世纪初被发现，最初发现 HPV 是导致性传播疾病尖锐湿疣的病原体，1974 年德国学者 Harald zur Hausen 首先提出了 HPV 与子宫颈癌有相关性的假设，随后大量研究证实了高危型 HPV 感染是子宫颈癌发生的主要原因。

176. HPV 有多少种分型？

HPV 病毒有 200 多个型别，其中 50 个以上的型别与生殖道感染有关。HPV 分为低危型和高危型，低危型 HPV 不会引起子宫颈癌，而高危型 HPV 感染与子宫颈癌的发生密切相关。

根据全球和我国的流行病学研究，国家药监局提出在我国常见的高危型有 16、18、31、33、35、39、45、51、52、56、58、59、68 共 13 个型别；中危型有 26、53、66、73、82 共 5 个型别；低危型有 6、11、40、42、43、44、54、61、72、81、89 共 11 个

---

[1] Ryndock Eric J M C. A risk for non-sexual transmission of human papillomavirus?[J]. *Expert Rev Anti Infect Ther*, 2014.

型别。高危型的 HPV 感染与子宫颈癌及可能的子宫颈癌癌前病变有关，其中 16 和 18 两种血清型与 70% 的宫颈癌及宫颈癌前病变有关[①]。低危型与生殖器疣及低级别外阴、阴道、子宫颈病变相关，不会引起子宫颈癌的发生。低危型和高危型病毒混合感染在外阴、阴道、子宫颈鳞状上皮内病变中较常见。

迄今为止，致癌性最强的类型是 HPV16 和 HPV18。与其他高危型 HPV 相比，HPV16 阳性的高级别癌前病变的患病年龄似乎更加年轻，HPV16 也可导致约 1/3 的腺癌，还可导致 40%—90% 的外阴上皮内瘤变（VIN），阴道上皮内瘤变（VAIN），阴茎上皮内瘤变（PIN）；HPV18 主要与子宫颈腺癌的发生有关。

177. HPV 病毒如何传播？

HPV 的传播途径包括：①性接触传播，这是 HPV 感染的主要途径；②与 HPV 感染者直接或间接接触传播，如通过外生殖器、感染者的分泌物等；③医务人员在工作过程中，发生职业暴露造成感染；④婴儿通过孕产妇的产道发生母婴传播而感染。

不过，不用担心一起吃饭、握手、共用一张床、一个马桶等会感染 HPV，这种风险很低。但是，如果没有良好的卫生习惯，受感染的手未经清洗直接接触外阴、阴道还是会有感染风险的，另外被 HPV 污染的内裤、卫生用品也会传播 HPV。

有研究发现，女性只有在发生性生活后才会检测到 HPV-DNA，皮肤之间的密切接触是 HPV 感染的必要条件。某些性行为，如多个性伴侣、口腔生殖器接触（口交）、初次性交年龄小、短期内多个性伴侣和多次性关系、同时感染其他性传播疾病等，都会增加 HPV 感染的风险。

178. HPV 可以通过母婴垂直传播吗？

垂直传播又称母婴传播，是指通过生殖细胞、妊娠期经胎盘、分娩期经产道、围生期及产后经哺乳，将病原体由亲代传至子代的一种传播方式，是 HPV

---

① Santella B S M F G. Microbiota and HPV: The role of viral infection on vaginal microbiota[J]. *J Med Virol*, 2022, 94（9）: 4478-4484.

传播的一个重要途径。

HPV 通过垂直传播感染婴儿的潜在方式包括在子宫内、分娩过程中或通过与亲属或产后母亲接触传播。母亲最可能传染 HPV 给婴儿的方式是阴道分娩，婴儿通过受感染的产道而感染 HPV，这就是为什么在婴儿身上能检测到 HPVDNA[①]。

HPV 通过垂直传播感染并不常见，在新生儿中 HPV 阳性检出率只有 1.5%，虽然新生儿通过母婴传播持续感染 HPV 很罕见，但是 HPV 垂直传播的相关机制仍需进一步研究。由于 HPV 可在分娩前传播，所以剖宫产不能完全保护新生儿不受 HPV 感染，HPV 感染不是剖宫产的指征。

何为阴道微环境？

一般情况下，人体体表和与外界相通的腔道中（口腔、消化道、呼吸道、泌尿生殖道等）存在大量不致病的微生物群，称正常微生物群或正常菌群，这些微生物与人体处于共生状态，彼此相互依存、相互制约，对人体有益无害，是人体健康不可缺少的。

女性阴道与外界相通，为开放性腔道，阴道口前方是尿道，后方紧邻肛门。当女性进入青春期后，在卵巢产生的雌激素作用下，阴道上皮细胞内糖原增加，阴道内的乳杆菌分解糖原产生乳酸，使阴道内形成弱酸性环境（pH 约 4.5），即阴道微环境。女性阴道微生态体系由阴道内的微生态菌群、解剖结构、机体的内分泌调节功能和免疫功能组成。阴道微环境菌群是受妊娠状态、月经周期、性活动、年龄和避孕药具使用影响的动态微环境，由 20 多种微生物组成，正常的阴道菌群以乳酸杆菌为主。

弱酸性环境可以防止致病菌在阴道内繁殖，产生阴道的自净作用，不会发生炎症。但在身体受到内外因素影响时，阴道微环境也被破坏，导致阴道菌群失衡，很容易发生阴道炎症。有研究证实，阴道微生态失衡与高危型人乳头瘤

---

① Hahn H S K M K K. Distribution of maternal and infant human papillomavirus：risk factors associated with vertical transmission.[J]. *Eur J Obstet Gynecol Reprod Biol*,2013,169（2）：202–206.

病毒（HR-HPV）持续感染、宫颈上皮内瘤变（CIN）密切相关，因此，阴道菌群失衡导致的阴道炎应该引起重视，及时进行针对性的治疗。

179. 阴道炎与子宫颈癌有关吗？

外阴及阴道炎症是妇科最常见的疾病，引起炎症的病原体包括细菌、病毒、真菌及原虫等微生物，能够导致阴道瘙痒、灼痛、刺激、白带异常等症状。正常情况下有需氧菌及厌氧菌寄居在阴道内，形成正常的阴道菌群，处于平衡状态。任何原因将阴道与菌群之间的生态平衡打破，都会导致阴道炎的发病，例如：①阴道所处的潮湿环境，与尿道和肛门相邻；②各种原因导致的阴道损伤，如性生活、妇科检查器械使用不当、生产、流产等；③女性月经周期雌激素水平的波动或更年期妇女阴道萎缩塌陷，雌激素水平下降；④不良习惯引起，如女性经常久坐、穿紧身不透气裤子、过度劳累、不洁护垫等；⑤经常使用洗液清洗外阴或阴道等。最常见的阴道炎有细菌性阴道病（22%—50%）、念珠菌性阴道炎（17%—39%）、滴虫性阴道炎（4%—35%）、老年性阴道炎、幼女性阴道炎等。

目前的研究证实，生殖道感染性疾病及阴道微生态环境的改变，易引起HPV感染，在子宫颈癌的发生进程中起着一定促进作用，即阴道炎在某种程度上可能通过促进HPV感染，进一步促进子宫颈癌前病变和子宫颈癌的发生。有研究证实，阴道微生态失衡与高危型人乳头瘤病毒（HR-HPV）持续感染、宫颈上皮内瘤变（CIN）密切相关。现在已知子宫颈癌与高危型别HPV（人乳头瘤病毒）感染相关，其中持续性的高危型HPV感染，是子宫颈癌和子宫颈癌前病变的重要危险因素。

但是，阴道微生态环境的改变以及阴道炎，并不直接引起子宫颈癌及癌前病变发生。从高危型HPV感染到发生子宫颈上皮内瘤变，再到癌变是一个持续的漫长的过程。所以，对有阴道炎在内的生殖道感染性疾病的病人，不必担忧阴道炎一定会导致子宫颈癌，但是应该重视。对患有阴道炎及有HPV感染的女性，应积极就医尽早治疗。

180. HPV 感染能被消灭吗？

HPV 感染在人群中非常普遍，80% 以上女性一生中至少感染过一次 HPV 病毒。HPV 感染者中绝大多数在 2 年内，通过自身免疫力可以自然清除 HPV 病毒，少数女性（约 10%）持续 HPV 感染或重复感染，成为患子宫颈癌的高危人群。高危型 HPV 病毒感染会直接导致宫颈上皮内瘤变（CIN），多见于中老年女性，不易自然消除，持续性的高危型 HPV 感染的女性经过 5—10 年，甚至更长的时间，会由持续高危型 HPV 感染，发展到癌前病变，最终发展为子宫颈癌；低危型 HPV 感染可能引起女性外生性尖锐湿疣及较低感染程度 CIN 等，多见于青少年女性，自然消除概率较高[①]。但是，不用太过紧张，HPV 感染后只有极小一部分人会发展成严重后果，其中大部分发展成严重后果都是因为没有定期进行子宫颈癌筛查，未对发现的 HPV 感染或癌前病变及时干预治疗。

目前，一些药物如干扰素、咪喹莫德、西多福韦、中医药等，可以通过抗炎或提高免疫力治疗 HPV 感染，但全球尚无特效药可以清除 HPV。现在进行子宫颈癌筛查的目的是早期发现宫颈癌癌前病变和癌变，及时治疗，以达到治愈目的。所以在妇科检查或体检时发现 HPV 阳性的女性，若无细胞学及组织学异常，可不必太过于担心，依据医嘱进行治疗或检查即可；但是 HPV16 和 18 型感染者需要转诊阴道镜检外，其他型别 HPV 感染者可以定期复查。在日常生活中，可以通过调整生活作息、保证良好的睡眠及营养、锻炼身体等方式提高机体免疫力，此外同房使用避孕套，注意个人卫生等措施，都有利于大部分病毒的自行清除。

181. HPV 检查结果阳性的女性是否更容易患子宫颈癌？

HPV 阳性，并不代表就一定会发生子宫颈癌。子宫颈癌的自然史是一个连续的单一疾病过程，从轻度宫颈上皮内瘤变（CIN1）逐渐发展为更严重的瘤变

① 常欢欢，邹欣欣，马震，等 . HPV 感染的药物治疗研究 [J]. 智慧健康，2022，26：22-26.

和微浸润性病变（CIN2 或 CIN3），最后发展为浸润性疾病[①]。一般从 HPV 感染到发生子宫颈癌需要十余年的时间，而且被 HPV 感染者只有极少部分会经过子宫颈癌前病变逐渐发展为浸润癌。

生育期女性，HPV 病毒可以通过多种途径由阴道微小损伤进入子宫颈上皮导致 HPV 感染，例如月经期、性生活、妇科手术等，致使子宫颈表面或外阴阴道表面出现上皮微小损伤，这时我们做子宫颈癌筛查，可以检测到 HPV 阳性。但是，90% 以上 HPV 感染在最初感染的 2 年内会通过自身免疫清除 HPV 病毒；仅有约 10% 女性高危型 HPV 持续阳性，这些持续高危型 HPV 感染女性，需经过 5—10 年甚至更长的时间，才从 HPV 感染逐渐发展，经历 CIN1、CIN2、CIN3 阶段，最终发展为子宫颈浸润癌。子宫颈病变是逐渐演变并可逆转的过程，所以筛查尤为重要。

HPV 病毒可分为高危型、中危型和低危型，高危型 HPV 可以引起生殖道癌，其中 90% 以上的子宫颈癌都与高危型 HPV 感染有关。目前，在我国引起子宫颈癌的高危型 HPV 主要有 HPV16、18、58、52、33，其中，约 70% 的子宫颈癌与 HPV16、18 亚型感染有关。所以并不是只要 HPV 阳性就一定会得子宫颈癌，在从感染到逐渐发展到癌前病变再到癌者漫长的过程中，只要坚持定期参加子宫颈癌，就可以防止子宫颈癌的发生。

182. 男性也会感染 HPV 吗？

是的，现在对于 HPV 感染仍有很多误区，认为只有女性才会有 HPV 感染，其实男性同样会被 HPV 感染。近年来，随着健康教育知识的普及和深入，越来越多的人认识到高危型 HPV 病毒持续感染可以引发女性子宫颈癌。但是，不少人以为 HPV 感染只可能会引起子宫颈癌，或是只有女性才可能被 HPV 感染。

其实不然，男性 HPV 阳性率比女性 HPV 阳性率略高，只是各地区男性感

---

① Burd EM. Human papillomavirus and cervical cancer[J]. *Clin Microbiol Rev*, 2003.

染 HPV 型别有差异。目前的研究证实 [①]，高危人乳头瘤病毒（HR-HPV）是一种已确定的宫颈、阴茎、外阴、阴道、肛门和口咽部致癌物，大约 5% 的癌症可归因于 HPV，但与 HPV 相关的比例因地理区域和经济发展水平而显著不同。同时，HR-HPV 感染对男性也很重要，可引起口咽癌、阴茎癌、肛周和肛门的癌前病变和癌、外生殖器湿疣等。因此，对于 HPV 感染，不论是高危型还是低危型 HPV 感染，男性都绝不应该掉以轻心。

目前已证实，HPV 可以感染男性，尤其是在性生活活跃且无保护性措施的男性中，HPV 感染比例会更高。目前研究表明，高危型 HPV 感染率与异性和（或）同性性伴侣数均呈正相关，即当异性性伴侣多，或同性性伴侣多都容易被 HPV 感染。其中，男男性行为者（MSM）承受着更大的 HPV 感染、HPV 相关癌前病变和 HPV 相关癌症的负担。一项来自不同国家 / 地区的 64 项针对 MSM 的研究数据进行的汇总分析报告称 [②]，在 10617 名 MSM 中，男性高危 HPV 类型的肛门流行率为 41.2%，而在 5190 名其他男性中为 6.9%。一项 2021 年对 107 项国际研究的数据进行的荟萃分析表明 [③]，在 36773 名 MSM 中，肛门、阴茎、口腔和尿道 HPV 感染的合并流行率分别为 78.4%、36.2%、17.3% 和 15.4%。此外，HPV 感染不仅存在于外生殖器及肛门周围，甚至在尿道、输精管、附睾、睾丸及精液中均可以检测到。虽然大多数 HPV 相关疾病都可以通过疫苗预防，但依旧要做好自身防护，尽可能避免 HPV 感染。

① Roden RBS S P. Opportunities and challenges for human papillomavirus vaccination in cancer.[J]. *Nat Rev Cancer*, 2018, 18（4）: 240-254.

② Wei F G M D G. Epidemiology of anal human papillomavirus infection and high-grade squamous intraepithelial lesions in 29900 men according to HIV status, sexuality, and age: a collaborative pooled analysis of 64 studies[J]. *Lancet HIV*, 2021, 8（9）: 531-543.

③ Farahmand M M S T A. Prevalence and genotype distribution of human papillomavirus infection in different anatomical sites among men who have sex with men-A systematic review and meta-analysis.[J]. *Rev Med Virol*, 2021, 31（6）: 2219.

183. 男性感染 HPV 后会得什么病？

男性 HPV 感染与男性外生殖器疣、肛周和肛门的癌前病变和癌、阴茎癌密切相关，与男性口腔癌和喉癌也有一定的关系，此外 HPV 感染也可导致不育症；而且会向其女性性伴侣传染引起 HPV 感染。

男性 HPV 感染最常见的后果是引起生殖器官的尖锐湿疣，其特点是生长快、传播率高、复发率高，多由 HPV 病毒低危型感染导致，典型症状是冠状沟、包皮、龟头、系带和尿道口、阴茎及肛门周围等的淡红或乌红色点状、丘疹样、乳头样和菜花样赘生物或者肿物，可散发存在，也可多个病灶融合，搔抓后可继发感染，约 90% 的湿疣与 HPV6 / 11 亚型感染相关。

在男性不育的病人中，也存在较一般人群高的 HPV 感染率。我国的一项调查显示，招募 1138 名受试者，142 人为 HPV 阳性（12.48%）；受试者中 523 名确诊可生育的男性中，只有 35 人 HPV 阳性（6.70%）；受试者 615 名不育男性中，HPV 阳性 107 例（17.4%）。与确诊的可育男性相比，不育男性的 HPV 感染率相对较高[①]。其中 HPV45、HPV52、HPV18、HPV59 和 HPV16 感染在不育男性中更为常见。因此，HPV 感染与男性不育密切相关，会降低精子 PR 和形态，HPV-45、HPV-52、HPV-18、HPV-59 和 HPV-16 感染似乎是主要的危险因素。有研究发现，HPV 病毒能够整合在精子头部或进入精子细胞内，从而影响受精过程。

HPV 感染相关最常见的男性生殖系统恶性肿瘤是阴茎癌。现已证实，HPV是阴茎癌的已知危险因素，据报道，阴茎癌中 HPV 感染的患病率约为 48%，其中 HPV16 是阴茎癌最常见的类型，其次是 HPV18；HPV6 和 11 型主要见于良性病变，但也见于少数阴茎癌[②]。

---

① Yang Yang, Chan-Wei Jia, Yan-Min Ma, Lin Ying Zhou, Shu-Yu Wang. Correlation between HPV sperm infection and male infertility[J]. *Asian Journal of Androl*, 2013, 15（4）：529-532.

② Sharma PK P S K S. Association of human papillomavirus in penile cancer: A single-center analysis. [J]. *Indian J Urol*, 2022, 38（3）：210-215.

184. 什么是子宫颈癌?

宫颈癌是通过高危型人乳头瘤病毒（HPV）的持续感染而发展起来的[1]，是全世界和我国女性死亡的主要原因之一，子宫颈癌就是原发于女性子宫颈部位的恶性肿瘤。女性子宫为生育器官，由宫体和下方延续的子宫颈组成，外口连接于阴道，通过阴道窥器可以看到子宫颈。当子宫颈表面的鳞状上皮出现恶变，就成为子宫颈鳞癌。子宫颈管腺体恶变，成为子宫颈腺癌。

现在已经发现，子宫颈癌的发生与 HPV 感染密切相关，虽然大多数病毒感染会被宿主免疫自发清除，但仍有极少数会持续存在并最终导致癌症，宫颈癌则是常见 HPV 感染中的罕见事故[2]。研究证实，高危 HPV 类型的宫颈感染是宫颈癌的前兆事件。宫颈癌的自然史是一个连续的单一疾病过程，从轻度宫颈上皮内瘤变（CIN1）逐渐发展为更严重的瘤变和微浸润性病变（CIN2 或 CIN3），最后发展为浸润性疾病[3]。一般从 HPV 感染到发生子宫颈癌需要十余年的时间，而且被 HPV 感染者只有极少部分会经过子宫颈癌前病变逐渐发展为浸润癌。研究发现 CIN2—3 和原位癌不治疗，30%—70%的病人可经过 10—12 年会发展为浸润癌；也有约 10%的病人会突然病情发展迅猛，在不到 1 年的时间内从癌前病变进展为浸润癌。

185. 子宫颈癌有哪些类型?

子宫颈癌可发生在子宫颈外口和子宫颈管部分，但最好发于子宫颈外口鳞—柱交接部位的上皮处。病变最先局限于子宫颈黏膜上皮内，即所说的高级别病变（子宫颈上皮内瘤样病变 CIN2—3）。当肿瘤细胞突破上皮向深部侵入时，就成为浸润癌。

① Olusola P，Banerjee HN，Philley JV，Dasgupta S. Human Papilloma Virus-Associated Cervical Cancer and Health Disparities[J]. *Cells*，2019，8（6）：622.

② Hu Z，et al. The precision prevention and therapy of HPV-related cervical cancer：new concepts and clinical implications.[J]. *Cancer Med*，2018，7（10）：5217-5236.

③ Bard EM. Human papillomavirus and cervical cancer[J]. *Clin Microbiol Rev*，2003.

子宫颈癌根据病理检查结果，最常见类型为子宫颈鳞状细胞癌和子宫颈腺癌。在全球每年新增的子宫颈癌病人中，鳞癌占到70%，腺癌占15%—20%。子宫颈腺癌的预后比鳞癌要差，鳞癌与腺癌5年生存率相差10%—20%。无论是子宫颈鳞癌或子宫颈腺癌，早期子宫颈癌外观可以没有明显的变化，但也有少数病人早期可见子宫颈糜烂样改变。

根据外观形态，子宫颈癌可分为四种常见类型[①]：

①菜花或乳头状型：向外生长的肿瘤，呈菜花样，表面常伴坏死、出血、感染等表现，是临床最常见的类型；

②浸润型：肿瘤向周围呈浸润性生长，出血少，主要是侵犯周围组织结构；

③溃疡型：当肿瘤组织坏死，部分组织脱落，子宫颈形成火山口状溃疡，易合并感染；

④结节型：肿瘤向子宫颈深部浸润，子宫颈肥大变硬，呈桶状，此类型最少见，但在早期不易发现。

无论何种类型子宫颈癌，当疾病进展至较晚期时，肿瘤组织均会破坏子宫颈正常结构，浸润至宫旁和阴道，使子宫颈失去正常形态。

186. 子宫颈癌的高危人群有哪些？

首先，我们需要明确一个概念，高危人群指具有一些危险性高的特征人群的组合。根据子宫颈癌的主要病因（高危型HPV的持续感染，高危型HPV指致病性强的HPV型别）及其传播途径（性接触传播）可以得出子宫颈癌的高风险人群主要包括：

①性生活活跃的女性（感染率高达80%）；

②过早发生性行为的女性（初次性交年龄＜16岁）；

③个人卫生习惯不佳的女性；

④免疫力低下、免疫抑制的女性；

---

① 包丽红 . 子宫颈癌的早期发现与预防 [J]. 中国民族民间医药，2011，18：19-20.

⑤有子宫颈癌家族史的女性；

⑥有子宫颈病变史的女性；

⑦其他：如长期口服避孕药、吸烟及多孕产次的女性等。

187. 子宫颈癌有早期症状吗？

早期子宫颈癌可以没有明显的症状，出现的早期症状主要有：①阴道不规则流血，主要是接触性出血，如性生活后、排便后或阴道检查后等；②长期出现白带增多、血性白带或阴道反复出血或绝经后妇女间断性出血，应引起重视及时检查；③年轻女性宫颈糜烂经久不治，或是更年期后仍有宫颈糜烂，应该引起重视。子宫颈癌的发生与人乳头瘤病毒（HPV）感染密切相关，但在 HPV 感染时可以没有任何症状。从 HPV 感染到引起子宫颈细胞改变，再到发展成癌，是一个潜移默化漫长的过程，至少要经过 8—10 年，甚至更长的时间。因此，大多数病人由于无明显特殊症状，加上没有子宫颈癌筛查意识，导致很多病人在发现子宫颈癌时已是晚期。所以，子宫颈癌重在筛查，不要等出现相关症状才引起重视。

188. 中晚期子宫颈癌的症状是什么？

当肿瘤逐步进展成为中晚期癌时，子宫颈表面可出现糜烂、组织糟脆，甚至破溃感染。主要出现的症状有：①阴道分泌物不同程度地增多，此时最常见的是白带增多，白带混血、脓性或米汤样血性白带，具有特殊的恶臭味；②不规则长期反复的阴道流血，阴道流血量、时间、间隔流血时间等没有规律，尤其性交后出血是最常见的临床表现，到晚期甚至可出现严重性大出血；③剧烈疼痛，腰疼下腹不适，由于肿瘤压迫腰骶神经、闭孔神经，就会出现严重的持续性腰骶部及下肢疼痛；④其他：瘤体累及膀胱，可出现排尿困难、尿频、尿痛或血尿，甚至膀胱阴道瘘；瘤体累及直肠，可致排便困难或腹泻，严重时可出现直肠阴道瘘；全身可以出现食欲下降、消瘦、乏力等症状。

189. 子宫颈癌的三级预防是什么？

子宫颈癌是原发于女性子宫颈部位的恶性肿瘤，是通过高危型人乳头瘤病毒（HPV）的持续感染而发展起来的，是全世界和我国女性死亡的主要原因。子宫颈癌是目前唯一一种病因明确、可以通过疫苗接种、预防感染、筛查、早期干预癌前病变、规范治疗等手段预防和治愈的癌症。

子宫颈癌的预防、筛查、治疗称为子宫颈癌的三级预防。子宫颈癌的三级预防分别为：一级预防（病因预防），是子宫颈癌尚未发生时针对病因（主要是 HPV 感染）而采取的措施，也是预防、控制和消灭疾病的根本措施，例如疫苗接种。二级预防（三早预防），是在潜伏期利用筛查和早期诊断的方法，发现早期子宫颈癌或癌前病变的病人，防止或减缓疾病的进程而采取的措施，包括早发现、早诊断、早治疗。三级预防（临床预防），在子宫颈癌的临床期为了减少疾病的危害而采取的措施，包括对症治疗和康复治疗。三级预防在治疗恶性肿瘤时，防止癌细胞的转移和复发，防止并发症和后遗症，提高生命质量，延长寿命。

什么是子宫颈癌的一级预防？

子宫颈癌一级预防（病因预防），是子宫颈癌尚未发生时针对病因（主要是 HPV 感染）而采取的措施，也是预防、控制和消灭疾病的根本措施。子宫颈癌是目前唯一一种病因明确，可以通过排除高危因素从根本上阻断、防止子宫颈癌发生的恶性肿瘤。

现有的研究证实，90% 以上的子宫颈癌都与高危型 HPV 持续感染有关，其中 70% 的子宫颈癌与 HPV16、18 亚型感染有关。目前我国已上市的 5 种 HPV 疫苗（进口二价 Cervarix；国产二价 Cecolin、Walrinvax；进口四价 Gardasil；国产四价 Cervavac；进口九价 Gardasil9），均能有效阻断 HPV 感染，对 HPV 感染起到很好的预防作用，进而避免子宫颈癌及癌前病变的发生。除了 HPV 感染，子宫颈癌发病的诱因还包括：①生物学因素：细菌、真菌、病毒等微生物的感染；②行为因素：性生活活跃、过早发生性行为、多性伴侣、早婚早育、多孕多产、个人卫生习惯不佳、长期口服避孕药、吸烟等。③病史：免疫力低下、免疫抑制、营养状况不良、子宫颈癌家族史、子宫颈病变史等。

子宫颈癌一级预防内容主要包括：① HPV 疫苗的接种。HPV 疫苗的接种是预防子宫颈癌最根本、最有效的手段，我国目前推荐 HPV 疫苗接种年龄均调整为 9—45 岁。接种 HPV 疫苗能够有效预防 HPV 感染，最好在开始性生活之前接种完 HPV 疫苗，能够有效降低子宫颈癌及子宫颈癌前病变发生的风险。但 HPV 疫苗的使用不能取代二级预防。②健康教育。健康教育是贯穿子宫颈癌发生全过程的综合防控策略，主要目的是对卫生机构、社区、学校、公共场所等不同场所，有针对性地对不同人群进行 HPV 病毒及子宫颈癌知识的宣传宣教及政策倡导，最终提高群众对子宫颈癌的认识、降低危险因素的暴露风险，让群众重视子宫颈癌及子宫颈癌前病变的筛查，降低疾病发生风险。③建立安全性行为。加强对青少年性知识的健康教育，避免性生活紊乱，做到健康性生活、性生活使用避孕套等。④重视对青年男女婚前健康检查与指导。⑤培养良好生活习惯，早睡早起、均衡膳食。⑥规律进行体育锻炼，增强机体的免疫力。

什么是子宫颈癌的二级预防？

子宫颈癌二级预防（三早预防），是在潜伏期利用筛查和早期诊断的方法，发现早期子宫颈癌或癌前病变的病人，防止或减缓疾病的进程而采取的措施，包括早发现、早诊断、早治疗。子宫颈癌的自然史是一个连续的单一疾病过程，一般从 HPV 感染到发生子宫颈癌需要十余年的时间。但是因为子宫颈癌早期症状不明显，很多人在发现时已经到了晚期，所以筛查成了早期发现子宫颈癌癌前病变的主要方法，早发现早治疗才能有效地阻断病情向子宫颈癌的发展；即使经过筛查发现早期子宫颈癌，也可以通过治疗达到治愈的目的，而不会威胁到生命。

子宫颈癌二级预防内容包括：①筛查，《中国宫颈癌综合防治指南》

对我国目前宫颈癌筛查策略给出的建议，推荐 25—30 岁及以上、有性生活史的妇女进行子宫颈癌筛查。若 ≥ 65 岁女性、有性生活史的女性，既往 10 年内每 3 年 1 次连续 3 次细胞学检查无异常或每 5 年 1 次连续 2 次 HPV 检测阴性、无 CNI 病史，则可停止继续筛查。②宫颈癌筛查遵循 HPV 检测和 / 或细胞学检查、阴道镜检查、组织病理学检查的"三阶梯"原则，做到早发现、早诊断子宫颈癌癌前病变；③积极治疗子宫颈癌前病变，治疗手段包括物理治疗（激光、冷冻、电凝等）、手术治疗（切除性手术如 LEEP、冷刀锥切；全子宫切除）、放疗和化疗，以阻断子宫颈癌癌前病变的进一步发展。④随访，对于癌前病变的患者，虽进行治疗，但是会有复发或转移的风险，一定要做好术后的复查、定期进行宫颈癌筛查。

什么是子宫颈癌的三级预防？

子宫颈癌三级预防（临床预防），在子宫颈癌的临床期为了减少疾病的危害而采取的措施，包括对症治疗和康复治疗。三级预防在治疗恶性肿瘤时，防止癌细胞的转移和复发，防止并发症和后遗症，提高生命质量，延长寿命。根据子宫颈癌的病理类型、期别等，结合患者的身体状况、年龄、生育需求等，治疗方法有多种选择，包括药物治疗（靶向药物、化疗药物）、手术治疗（宫颈锥形切除术、子宫根除术等）、放射治疗。对于子宫颈癌进行及时的发现和治疗，5 年生存率可达近 66.3%。对于中晚期子宫颈癌遵照指南，合理运用综合治疗措施，也可以提高治愈率，减少治疗并发症，提高生活质量。

什么是阴道镜检查？

阴道镜是一种能帮助诊断子宫颈癌和癌前病变的仪器，阴道镜检查利用光学放大镜原理，阴道镜在强光源的照射下扩大宫颈表面形态，使其扩大 20—40 倍，直接观察肉眼看不到的异常部位，在可疑部位进行活检，提高宫颈疾病的确诊率。阴道镜检查除了帮助发现子宫颈癌和癌前病变，还可以发现阴道和外阴部位的癌和癌前病变。子宫颈癌前病变和早期子宫颈癌病人往往是没有任何症状的，肉眼检查也发现不了异常，只能借助阴道镜检查进一步检测。主要流程：暴露宫颈—擦拭干净宫颈分泌物，肉眼观察—放入阴道镜，白光观察—醋酸染色试验—涂抹碘液观察—保存图像—活检。正常情况下阴道镜检查是无痛苦的，不必太过紧张，但是需要进行活检时，可能有不适，也不必太过担心。

什么情况下需要做阴道镜？

阴道镜检查是帮助诊断宫颈疾病及生殖器病变的检测手段，一般情况下女性不需要进行阴道镜检查。阴道镜检查适应症：①子宫颈癌筛查结果异常：主要是指子宫颈涂片或 TCT 的检查结果异常，包括诊断意义不明的不典型鳞状细胞（ASC–US）、不能除外高度鳞状上皮内病变的不典型鳞状细胞（ASC–H）、低度鳞状上皮内病变（LSIL）、高度鳞状上皮内病变（HSIL）、鳞癌、不典型腺上皮细胞（AGC）、原位腺癌（AIS）、腺癌等；还包括持续高危型 HPV 阳性或是 HPV16 或 18 型阳性；②细胞学检查阴性，但肉眼观察到异常；③肉眼观察到无法确定的细微改变，需阴道镜放大观察；④病史可疑，不能排除子宫颈病变者，如不明原因的出血、接触性出血、异常分泌物等，需要进行阴道镜检查；⑤宫颈癌术前，需阴道镜确定病变部位；⑥随访，宫颈癌前病变、尖锐湿疣、阴道病变、外阴病变等治疗后，均可进行阴道镜检查来随访。

做阴道镜前需要注意哪些问题？

阴道镜检查是子宫颈癌筛查异常后所采用的进一步检查的重要步骤，通常阴道镜检查后出血和感染的风险很低，但是阴道镜检查前也有相关的注意事项：①检查要在非月经期进行，对于不规律出血者无法判断是否为月经者，应由医生判断可否进行阴道镜检查；②检查前至少48小时内避免性生活、阴道冲洗、阴道放药等；③检查前3天注意饮食情况，避免辛辣刺激、油腻的食物，清淡饮食；④正在患有阴道炎、盆腔炎、高血压、高血糖等疾病的妇女不能做阴道镜，要在治疗后才能做；⑤不需要禁食，保证充足睡眠，检查前排空尿液。

做阴道镜检查会疼吗？

阴道镜检查主要检查宫颈、阴道、外阴，阴道是由黏膜、肌层和外膜组成的肌性管道，具有非常好的伸展性。进行阴道镜检查时，是跟妇科检查一样的，用阴道窥器撑开阴道，然后固定，阴道镜的镜头只是在阴道口处或在阴道窥器撑开的空间移动，并不会碰触到阴道或宫颈壁。所以一般情况下，是不会疼的，可能会有不舒服的感觉或略有药物所带来的刺激感，这都是正常现象，可以忍受。但是在绝经以后阴道萎缩，或者个别没有经产道生育的病人来说，疼痛或者不适感会更敏感，通常都是可以接受的，不需要麻醉。

阴道镜检查都取活检吗？

阴道镜检查是子宫颈癌及癌前病变、阴道和外阴部位癌/癌前病变的辅助检查手段，阴道镜检查正常则不需要进行活检，阴道镜检查发现异常才会进行活检。进行活检的情况有以下几种：①宫颈细胞学筛查（TCT）异常，如诊断意义不明的不典型鳞状细胞（ASC–US）等、持续高危型HPV阳性或是HPV16或18型阳性；②病史可疑，不能排除子宫颈病变者，如不明原因的出血、接触性出血、异常分泌物等；③可疑生殖道尖锐湿疣，可疑子宫颈有高级别或更严重的病变，或者在医生无法确定是否存在有子宫颈疾病或病变程度者；④可疑阴道或宫颈恶性肿瘤。活检时需要用取活检的钳子取下小块组织，通常3—5mm大小，组织固定后送病理科进行病理切片检查。

190. 怀孕前需要做子宫颈癌筛查吗？

在过去的几十年里,30 岁以上妇女的生育率稳步上升。再加上许多恶性肿瘤的发病率在生命的第四个十年中开始上升,怀孕期间罕见且具有挑战性的癌症病例正变得越来越普遍。妊娠期妇科恶性肿瘤最常见的是宫颈癌,占 71.6%,其次是卵巢恶性肿瘤,占 7.0%,怀孕并发宫颈癌,对孕产妇和胎儿健康构成重大威胁[1]。

细胞学检查异常在妊娠期很常见,可发现多达 5% 的细胞学检查异常,但是筛查 HPVDNA 的检测通常不在怀孕期间进行,产前检查可能是接受筛查的唯一机会。在一项对 1000 例孕期细胞学异常患者的多中心回顾性研究中[2],发现 26% 为诊断意义不明的不典型鳞状细胞（ASC-US）,55% 为低度鳞状上皮内病变（LSIL）,15% 为高度鳞状上皮内病变（HSIL）,4% 为不能除外高度鳞状上皮内病变的不典型鳞状细胞（ASC-H）。

妊娠期宫颈癌的发病率本身不是很高,症状容易与孕期其他疾病混淆,妊娠的生理变化可能掩盖了真实的病理,另外,在怀孕期间,妇科检查有限,因此误诊率较高。

有研究表明,早期的子宫颈癌不会对女性妊娠造成不利的影响。但是,子宫颈癌处于中晚期时会对女性的妊娠造成不良的后果,不利于胎儿的健康成长,严重了还会导致流产、早产、低体重儿等。妊娠期宫颈癌的治疗与肿瘤大小、病理类型、妊娠期、淋巴结受累、患者维持妊娠意愿等因素有关。由于这些因素的原因,很难确定最佳治疗方法。无论是在中国还是在国外,宫颈癌妊娠的治疗尚未得到很好的确立;但是,可以根据临床阶段以及是否允许怀孕进展或终止妊娠进行治疗。通常治疗宫颈癌的手段会对孕妇或胎儿产生不良后果,如化疗可以直接作用于生长中的胎儿,也可以通过胎盘间接作用于生长中的

---

[1] Baharee N,Shi Z,Wu D,et al,Diagnosis and treatment of cervical cancer in pregnant women.[J]. *Cancer Med*,2019,8（12）：5425-5430.

[2] Korenaga TK T K. Gynecologic cancer in pregnancy.[J]. *Gynecol Oncol*,2020,157（3）：799-809.

胎儿；胎儿器官发育后，化疗可影响胎儿的眼睛、生殖器、造血系统和中枢神经系统；此外，化疗引起的母体和胎儿骨髓抑制也会导致贫血，进而影响胎儿生长。

子宫颈癌合并妊娠的发病率逐年增高、危害程度严重并且临床处理复杂，而子宫颈癌的孕前筛查可以很大限度上避免这种情况发生。因此，强烈建议，女性怀孕前将子宫颈癌筛查列入检查项目。

191. 怀孕前多长时间筛查子宫颈癌合适？

宫颈癌筛查采用"三阶梯"原则：第一阶段：HPV检测和/或细胞学检查，若细胞学检查异常或HPV16、18阳性，则需做下一步检查；第二阶段：阴道镜检查，若怀疑有癌前病变、宫颈癌等问题，则进入第三阶段检查；第三阶段：组织病理学检查，进行宫颈活检，宫颈活检就是子宫颈的活体组织检查，即从宫颈上取一小块或几块组织作病理检查，以确定诊断。

第一阶段子宫颈癌筛查初筛结果分为两种情况：

第一种：子宫颈癌筛查初筛结果未发现异常，不需要进行进一步检查。HPV检查或细胞学检查不会对子宫颈造成损伤，对怀孕没有影响，可以在下一个月经周期准备受孕。

第二种：子宫颈癌筛查初筛结果发现异常，即HPV检查阳性或细胞学检查异常，则需要进行进一步检查即进行阴道镜检查。

第二阶段阴道镜检查结果分为两种情况：

第一种：阴道镜检查未发现异常，不需要进行进一步检查，即不用进行宫颈活检。

第二种：阴道镜检查发现异常情况，需要进行进一步检查，即需要进行子宫颈活检，并进行组织病理学检查。单纯的子宫颈活检创面一般一周内可以愈合，单纯的子宫颈活检或ECC对怀孕没有影响，可以在下一个月经周期准备受孕。

第三阶段组织病理学检查分为两种情况：

第一种：组织学活检结果未发现病变情况，不需要进一步处理，可以在下一个月经周期准备受孕。

第二种：组织学活检结果发现异常情况，具体处理则需要根据组织学结果来确定。治疗主要以手术治疗、放射治疗为主，化疗为辅，同时要考虑宫颈癌临床分期、年龄和生育要求等。原则上早期子宫颈癌以手术治疗为主，中晚期子宫颈癌以放疗为主，化疗为辅。放疗适用于各期子宫颈癌。手术治疗适用于CIN2—3，分期为ⅠA期、ⅠB1、ⅠB2、ⅡA1的患者，ⅠB3期及ⅡA2期首选推荐同步放化疗，在放疗资源缺乏地区可选择手术。保留生育功能手术包括子宫颈锥切术和经腹或经阴道根治性子宫颈切除术。子宫颈锥切术一般不会降低生育能力，但是子宫颈锥形切除术对子宫颈是有损伤的，会造成子宫颈管的缩短，可能引起子宫颈功能不全而导致流产或早产等。一般认为，子宫颈锥切术后6个月内妊娠的病人可能流产或早产发生率较高。因此，最好子宫颈锥切术6个月以后再准备受孕。

所以建议计划怀孕前6个月左右进行子宫颈癌筛查最合适。

192. 男性阴茎癌前病变和癌与HPV感染有关吗？

目前全球的实验研究结果表明，男性生殖器官癌前病变和癌与HPV感染有明显关系。其中阴茎癌是男性生殖器官最常见的恶性肿瘤，研究显示，HPV感染可能是阴茎癌发生的病因之一，HPV16和HPV18感染为致癌的常见因素之一。

在一篇关于HPV在阴茎癌中的作用的研究结果显示[①]，确诊高度鳞状上皮内病变（HGSILs）患者中，有87.1%的患者HPVDNA呈阳性，在阴茎癌的患者中只有33.1%检测到HPVDNA。另有研究证实，阴茎癌病人中有75%的浸润性鳞状细胞癌和50%的疣状癌病人检测出HPV感染，其中高危型HPV16

---

① Alemany L C A H G. Role of Human Papillomavirus in Penile Carcinomas Worldwide [J]. *European Urology*,2016,69（5）：953–961.

最常见。还有研究发现，84.2%的阴茎癌病人能够检测到高危 HPV16 型感染，10.5%的病人检测到 HPV18 型感染。因此，男性感染 HPV 也要引起重视，尽早就医，以防发展为更严重的疾病。

193. 男性肛门癌和 HPV 有关吗？

近年来，随着大家对 HPV 感染的认识逐渐加深，HPV 与肛门癌之间的关系也得到了更多的关注。据统计，约九成的肛门癌前病变和肛门癌与高危型 HPV 感染相关，近 20 年来，由性接触感染 HPV 引发的肛门癌及其癌前病变发病率呈现快速增长趋势。2021 年一项研究结果显示，在全世界每年诊断出的 3.5 万例 HPV 相关肛门癌中，有 17000 例（48.6%）发生在男性身上[1]。

肛门与尿道相邻，皮肤黏膜比较薄弱、环境潮湿，有利于细菌和病毒繁殖。有研究指出，多个性伴侣，频繁的性交或肛交等都会使 HPV 感染的风险上升，成为肛门癌发病率增加的促进因素。肛门也是 HPV 易感区，男性肛周疣常常合并肛门上皮内瘤样病变，比例高达 52%。在男同性恋者中，肛周高危致癌型 HPV16 的感染率为 7.2%、HPV18 的感染率为 4.7%；而在肛门及肛管尖锐湿疣病变组织中 HPV 感染率高达 71.21%，明显高于普通人群。目前已证实，HIV 阳性者高危型 HPV 感染率更高，有更大的风险发展为肛门癌前病变和肛门癌。

肛门癌是六种被证明由人乳头瘤病毒（HPV）引起的癌症之一，大约 90% 的肛门癌是由 HPV 感染引起的。在 DeSanjos è 等人进行的荟萃分析研究中，80.7% 的肛门癌中存在 HPV16。与其他 HPV 引起的癌症一样，肛门癌的发病率在世界范围内不断增加，尤其是在男男性接触者以及由于 HIV 感染引起免疫力低下的男性和女性中。与肛门癌发病风险增加有关的因素，包括年龄（> 50 岁）、性伴侣的数量、接受肛门性交的历史、吸烟和免疫能力、患有或曾经有过高度或更严重的宫颈病变（CIN2/3[+]）和 / 或外阴高度病变的女性患肛门病

---

[1]　Wei F G M D G. Epidemiology of anal human papillomavirus infection and high-grade squamous intraepithelial lesions in 29900 men according to HIV status, exuality, and age: a collaborative pooled analysis of 64 studies[J]. *Lancet HIV*, 2021, 8（9）: 531-543.

变和癌症，此外，HIV 感染者的肛门癌发病率明显更高。肛门性交是肛门感染 HPV 较常见的方式，但不是 HPV 在肛管中传播的唯一方式。目前，肛门癌的筛查尚无权威性的规范。

194. 阴道癌前病变与 HPV 有关吗？

近年来，随着大家健康意识的提高，加上细胞学筛查和阴道镜的推广，外阴上皮内瘤变（VIN）和阴道上皮内瘤变（VAIN）的检出率逐渐升高[①]。2014 年 WHO 基于 HPV 相关致癌作用对宫颈、外阴和阴道鳞状上皮癌前病变进行了分类，分为低级别鳞状上皮内病变（LSIL）和高级鳞状上皮内病变（HSIL）。按照形态学分类，将中度或重度阴道上皮内瘤变（VAIN2、VAIN3）归类为 HSIL，属于阴道癌前病变，现已发现阴道 HSIL 进展为阴道浸润性癌症的风险在 2% 至 12% 之间。目前研究证实，持续检测到 HPV 感染超过 12 个月（如果不治疗）会增加致癌性进展为宫颈癌前病变或癌症的风险，HPV16 在宫颈癌和阴道前病变患者中占主导地位，其次是 HPV18。

一项关于 HPV 在外阴、阴道和肛门上皮内瘤变（VIN、VAIN、AIN）1–3 级和癌中的患病率的荟萃分析结果显示，107 例 VAIN1 和 191 例 VAIN2、3 和 136 例阴道癌中，HPV 的总体患病率为 100%、90.1% 和 69.9%[②]。与宫颈癌相比，外阴癌、阴道癌和肛门癌中 HPV16 感染率更高 > 75%，HPV18 感染率更低 < 10%。VAIN 好发于阴道上 1 / 3，占 78%—92%，可能原因是阴道上 1 / 3 与子宫颈上皮有共同的胚胎起源，故对 HPV 有相似的易感性。

阴道癌前病变病人大多没有临床症状，等到病人有症状而就医时，一般都到浸润癌阶段了。目前，对阴道癌前病变的诊断主要依靠临床检查，包括阴道镜检

---

① 肖凤仪，隋龙. 外阴及阴道癌前病变的临床管理决策 [J]. 实用妇产科杂志，2021，37（12）：884–887.

② De Vuyst H C G N M. Prevalence and type distribution of human papillomavirus in carcinoma and intraepithelial neoplasia of the vulva, vagina and anus: a meta–analysis.[J]. *Int J Cancer*, 2009, 124（7）：1626–1636.

查和组织病理学检查,一般子宫颈癌筛查异常或有子宫颈病变者,进行阴道镜检查时,都会特别检查阴道是否出现异常病变。阴道镜检查对病灶的部位和范围的确定具有重要意义,在阴道镜指导下对阴道壁可疑部位活检是 VAIN 诊断的金标准。因此,要做好 HPV 的筛查工作,避免忽视 HPV 感染而导致严重后果。

195. 阴道癌与 HPV 有关吗?

原发性阴道癌很少见,仅占所有女性生殖道恶性肿瘤的 1%—2%,仅占所有阴道恶性肿瘤的 10%,大多数阴道肿瘤是从另一个原发部位转移来的。但据报道,近年来被诊断为原发性阴道癌的年轻女性有所增加,尤其是在 HIV 流行率较高的国家,这与高危型 HPV 感染的持续存在有关。[①] 与宫颈癌前病变和宫颈癌一样,持续的 HPV 感染,尤其是高危型 HPV16 和阴道癌的长期发展有关,据报道在阴道癌病人中,HPV 感染率为 65%—70%。据报道,子宫切除尤其是 40 岁前的子宫切除史,亦可能是发生阴道癌的高危因素之一,约有 40% 的原发性阴道癌患者有全子宫切除病史,其中 20%—30% 因子宫颈癌前病变切除子宫 [②],所以行子宫切除术的病人术后仍应密切随访,警惕阴道癌前病变和阴道癌的发生。

196. HPV 疫苗是如何制成的?

HPV 疫苗,即人乳头瘤病毒疫苗,它是由一种人工合成的、不同 HPV 型别的病毒衣壳蛋白 L1 组装而成的基因工程疫苗。利用基因重组技术,首先将编码衣壳蛋白 L1 的基因片段插入载体,整合表达于不同的真核细胞上(例如酿酒酵母、大肠埃希菌或感染杆状病毒的昆虫细胞),之后细胞大量繁殖,就会分泌更多的重组蛋白 L1,把这种重组蛋白提取出来,再经过分离纯化,最后这种 L1 蛋白自动组装形成一种类似病毒的空心颗粒,这种颗粒外观类似 HPV,

① Adams TS R L C M. Cancer of the vagina:2021 update.[J]. *Int J Gynaecol Obstet*,2021,155:19–27.
② 中国抗癌协会妇科肿瘤专业委员会. 阴道恶性肿瘤诊断与治疗指南(2021 年版)[J]. 中国癌症杂志,2021,6:546–560.

但不是真正的 HPV，我们称它为病毒样颗粒（VLP）。这就是疫苗的有效成分，也是我们常说的抗原。为了加强这种抗原的作用，提取抗原后还要做的一道工序就是添加一种免疫增强剂（也称为佐剂），添加佐剂后的抗原接种到机体就会形成一个"抗原库"，缓慢地释放，这样抗原刺激机体产生免疫反应的时间就会延长，机体就会产生更多的抗体，因此，免疫效果也就更好。最后，这种加了佐剂的重组蛋白，再添加氯化钠、L—组胺酸、硼化钠及注射水等就形成了我们在市场上看到的重组 HPV 疫苗。

197. HPV 疫苗怎样抵抗 HPV 感染？

HPV 疫苗接种后，刺激人体产生抗体，抗体中和入侵的 HPV 病毒，阻止 HPV 的感染。这是因为 HPV 疫苗中含有一种与真正的 HPV 外形、表面结构基本相同的类病毒样颗粒，这种类病毒颗粒的外面也有 72 个壳微粒构成的 20 面体，因此，保留了 HPVL1 蛋白的免疫原性，可以作为一种抗原，当 HPV 疫苗注射到人体后，就会刺激人体产生免疫反应，诱发机体产生针对不同 HPV 型别的免疫球蛋白（IgG），我们称这种免疫球蛋白是保护性中和抗体，这种高滴度的抗体存在于人的血液之中，可透过血管壁，在局部上皮组织中（例如子宫颈和阴道）达到较高的浓度。这种位于人表皮和黏膜鳞状上皮中的抗体持续、低剂量地分泌到周围微环境中，当真正的 HPV 出现时，这种针对相应型别的抗体就像一个"斗士"一样，立即与其病毒 L1 表位结合，发挥中和作用，将 HPV 清除，阻击了 HPV 入侵机体，从而预防相应型别的 HPV 的感染。

198. 会因接种 HPV 疫苗而感染 HPV 吗？

接种 HPV 疫苗不会感染 HPV。因为 HPV 疫苗的制备是采用基因重组技术制成的外观类似 HPV 的衣壳蛋白 L1，它不含有真正 HPV 的致病物质—病毒 DNA，因此不会因为注射了 HPV 疫苗而出现 HPV 感染。目前针对二价、四价、九价 HPV 疫苗的随访研究，都证实了 HPV 疫苗的安全性及保护性。

199. 在我国如何接种 HPV 疫苗？

目前全球范围内获批上市使用的 HPV 疫苗有 6 种：二价 HPV 疫苗

（Cervarix、Cecolin、Walrinvax）、四价 HPV 疫苗（Gardasil、Cervavac）和九价 HPV 疫苗（Gardasil9），2021 年 10 月 26 日，二价疫苗 Cecolin 通过了世界卫生组织（WHO）预认证，成为首个获得该认证的国产 HPV 疫苗。2016 年以来，国家药品监督管理局（NMPA）陆续批准了上述 5 种 HPV 疫苗在我国的上市使用（印度产四价疫苗 Cervavac 除外），截至目前，二价疫苗国内批准的可接种对象为 9—45 岁的女性；四价疫苗获批接种对象为 9—45 岁女性；九价疫苗适用于 9—45 岁女性。我国将 HPV 疫苗定位为二类疫苗，即由公民自费并且自愿接种。

双价人乳头瘤病毒吸附疫苗（Cervarix），即进口二价疫苗，是抗 HPV16 和 HPV18 型两种高危型 HPV 病毒。2017 年 7 月 31 日在中国正式上市销售。进口二价疫苗在我国制定的说明书中写明对中国 9—25 岁女性接种，主要预防子宫颈癌及子宫颈癌前病变。接种时间在初次接种 0 个月、初次接种后 1 个月、初次接种后 6 个月（简称：0、1、6 个月），每次分别接种 1 剂，每剂次 0.5mL，肌内注射，共接种 3 剂，详见说明书。国产二价疫苗 Cecolin 和 Walrinvax 推荐接种人群为 9—45 岁女性，接种三针剂，分别于接种 0、1—2 月、5—8 月和 0、2—3 月、6—7 月完成接种。

四价人乳头瘤病毒疫苗（酿酒酵母），即四价疫苗，含有 HPV16 和 18 型 LI 蛋白的病毒样颗粒，并含有 HPV6 和 11 两种低危型 L1 蛋白的病毒样颗粒。Gardasil 是第一个获得批准的 HPV 疫苗，2017 年 11 月在中国大陆正式上市销售。四价疫苗在我国制定的说明书中写明对中国 9—45 岁女性接种，主要预防疫苗型别相关的子宫颈癌及子宫颈癌前病变。接种时间在初次接种 0 个月、初次接种后 2 个月、初次接种后 6 个月（简称：0、2、6 个月），每次分别接种 1 剂次，每剂次 0.5mL，肌内注射，共接种 3 剂，详见说明书。

九价人乳头瘤病毒疫苗（酿酒酵母），即九价疫苗，是抗 HPV16/18/31/33/45/52/58 型七种高危型和 HPV6/11 型两种低危型 HPV 病毒。2018 年 4 月 28 日，国家药品监督管理局有条件批准用于预防宫颈癌的九价 HPV 疫苗上市。接种时间在初次接种 0 个月、初次接种后 1 个月、初次接种后 6 个月（简称：0、1、6个月），每次分别接种 1 剂，每剂次 0.5mL，肌内注射，共接种 3 剂，详见说明书。

200. 什么年龄女性适合接种 HPV 疫苗？

现有研究证实，HPV 疫苗低龄人群接种效果优于高龄人群，在首次性行为前接种的免疫效果最佳，特别是未感染 HPV 年轻女性，HPV 疫苗预防效果最好。关于适合接种 HPV 疫苗的年龄，各个国家或地区，根据本国现状以及临床试验结果制定的疫苗接种年龄范围均有差异。全球已上市的疫苗的接种年龄，不同国家规定不同，一般为 9—45 岁、9—26 岁和 ≥ 9 岁；一些国家还将 9—26 岁男性列入预防接种范围，2011 年，美国成为第一个将男性常规疫苗接种纳入其国家 HPV 疫苗接种计划的国家。

根据在我国进行的临床试验结果，截至目前，我国国家药品监督管理局批准上市的 HPV 二价、四价、九价疫苗，适宜接种年龄均调整为 9—45 岁。因此，当在我国相关医疗机构接种 HPV 疫苗时，应按照我国批准的疫苗使用年龄范围进行接种。

201. 接种 HPV 疫苗后预防子宫颈癌的效果如何？

HPV 疫苗的引入彻底改变了宫颈癌的预防，HPV 疫苗是从阻断 HPV 感染，继而减少癌前病变（CIN2、3），最终降低子宫颈癌的发病。目前研究证实，接种 Cervarix、Gardasil 和 Gardasil9 疫苗可以预防 90% 以上的目标 HPV 亚型感染引发的宫颈、外阴、肛门、口咽等部位的相关病变。

四价疫苗在我国进行的一项三期临床试验结果显示，在接种疫苗随访 78个月，无论对 20—26 岁的女性，还是对 26—45 岁从未感染过 HPV 的女性，避免患子宫颈癌前病变（CIN2、3）达到 100% 效果。

国外的资料表明，对于从未感染过 HPV 的女性，接种 HPV 以后，可避免患子宫颈癌前病变（CIN2、3）达到 99% 的效果。丹麦一项全国队列研究发现 [1]，

---

[1]　Kjaer SK D C B F. Real-World Effectiveness of Human Papillomavirus Vaccination Against Cervical Cancer. [J]. *J Natl Cancer Inst*, 2021, 113（10）: 1329-1335.

接种 HPV 疫苗后，在 16 岁及以下或 17—19 岁接种疫苗的女孩和妇女中，宫颈癌的发病率分别降低了 86% 和 68%。美国一项研究表明，14—19 岁、20—24 岁女性接种四价 HPV 疫苗后的 HPV 感染率分别下降至 3.3%、7.2%，接种四价 HPV 疫苗的 14—24 岁女性 HPV6/11/16/18 感染率较接种前下降了 89%[①]。对于检查 HPV 阳性，即正在感染或持续感染 HPV 的女性，也会有不同程度的预防效果。所以，在疫苗规定使用的年龄范围内，预防性疫苗对其针对的相关型别是有效的。

202. 有性生活后还可以接种 HPV 疫苗吗？

可以。据统计，约 80% 的女性一生中至少有一次被 HPV 感染的可能性，尤其是在 25 岁前的性活跃期，更容易被 HPV 感染，其中 90% 可经自身免疫消除 HPV 病毒。现有的研究结果证实，接种 HPV 疫苗能够有效降低 HPV 感染引发的宫颈、外阴、肛门、口咽等部位的相关病变。临床研究资料表明，即使已有性生活女性，若未被 HPV 感染，注射疫苗也有一定的效果。

在中国女性感染 HPV 呈双峰状，即在 17—24 岁 HPV 感染达到第一个高峰，感染率 15.9%；以后逐渐下降，在 40—44 岁感染率达到第二个高峰，为 17.6%。中国研究表明，在接种 HPV 疫苗后随访 78 个月，无论对 20—26 岁的女性，还是对 26—45 岁从未感染过 HPV 的女性，对避免患子宫颈癌前病变（CIN2、3）均能达到 100% 效果。因此，接种 HPV 疫苗，无论二价、四价、九价，对女性均能起到很好的预防 HPV 感染引起相关病变的效果。

203. 多大年龄妇女不用再接种疫苗？

现有研究证实，未发生性行为的女性没有检测出 HPV 病毒，有性生活的女性感染 HPV 的机会增加。全球已上市的疫苗的接种年龄，不同国家规定不同，一般为 9—45 岁、9—26 岁和 ≥ 9 岁；一些国家还将 9—26 岁男性列入预防

---

① Oliver SE U E L R. Prevalence of Human Papillomavirus Among Females After Vaccine Introduction–National Health and Nutrition Examination Survey, United States, 2003–2014. [J]. *J Infect Dis*, 2017, 216（5）：544–603.

接种范围。截至目前，我国国家药品监督管理局批准上市的 HPV 二价、四价、九价疫苗，适宜接种年龄均调整为 9—45 岁，根据我国批准接种疫苗的年龄范围，45 岁后不再接种 HPV 预防性疫苗。因此，45 岁以上的妇女，应重视避免 HPV 感染，加强子宫颈癌筛查，以便早期发现子宫颈癌前病变和子宫颈癌。

204. 接种 HPV 疫苗后的有效期多长？

自 2006 年 HPV 疫苗上市以来，依据目前的实验研究，HPV 疫苗在 6—12 年内是有效的，HPV 疫苗有效期到底多久仍在继续观察。目前最长时间的随访研究结果显示，二价疫苗（Cecolin）接种后 11.3 年、四价疫苗（Gardasil）接种后 12 年、九价疫苗（Gardasil9）接种后 6 年，对 HPV 感染所致的相关疾病仍然具有较好的免疫原性和有效性[①]。

丹麦的最新报告在青少年女性中进行 12 年随访观察中发现，既往未感染过 HPV 型别的人群在接种四价疫苗后没有发现 HPV16/18 相关的 CIN2 或更严重的病变。哥伦比亚对于 26—45 岁女性长达 10 年的随访研究发现，仅在 4 年基础研究阶段出现一例 CIN2、3 的病人，之后没有再发现与 HPV16/18 相关的 CIN2 或更严重的病变。所以已上市的疫苗对从未感染过疫苗型别 HPV 的女性有 6—12 年的保护效果。采用数学统计模型预测疫苗的保护作用长达 50 年，但是疫苗接种后可以保护多少年，目前尚无准确数据，有待于继续观察总结。

205. 接种 HPV 疫苗是不是就不会得宫颈癌了？

接种 HPV 疫苗不等于不得子宫颈癌。因为 HPV 疫苗不包括全部可以导致子宫颈癌的高危型 HPV 抗原。

目前在我国上市的二价、四价和九价疫苗，都含有主要针对可以引起子宫颈癌的两个高危型别 HPV，即 HPV16 型和 18 型。在全球，HPV16 和 18 两种血清型与 70% 的宫颈癌及宫颈癌前病变有关，还有约 30% 的子宫颈癌是由其他型别 HPV 感染引起。四价疫苗还含有引起湿疣的主要两个低危亚型 HPV6

---

① 赵雪，赵方辉 . 2022 年世界卫生组织 HPV 疫苗立场文件的解读 [J]. 中国预防医学杂志，2022，3：161–167.

型和 11 型。现已上市的九价疫苗，还含有 HPV31/33/45/52/58 型五种高危型和 HPV6/11 型两种低危型 HPV 病毒，可以预防 90% 左右的子宫颈癌。所以，接种了二价或四价疫苗，还有 30% 的可能感染其他 HPV 型病毒引起子宫颈癌及子宫颈癌癌前病变；即使接种九价疫苗，也还有 10% 的可能性感染其他型 HPV 病毒引起的子宫颈癌及子宫颈癌癌前病变。

目前子宫颈癌的准确病因还未研究清楚，HPV 感染只是导致子宫颈癌的一个重要的危险因素，还有其他病因仍有待继续研究。现有研究表明，有 6%—10% 的子宫颈鳞癌和 20% 以上的子宫颈腺癌检测 HPV 为阴性，可能与 HPV 感染无关。所以不是接种了 HPV 疫苗就不会得子宫颈癌了，只是接种 HPV 疫苗能够降低 HPV 感染风险，进而对子宫颈癌及子宫颈癌癌前病变起预防作用。

206. HPV 阳性的女性接种疫苗有效吗？

HPV 阳性的女性接种疫苗也是有效的。众所周知，近九成的子宫颈癌发生与 HPV 病毒密切相关，研究表明二价和四价 HPV 疫苗对所有 HPV 阳性癌症的免疫效果为 100%。HPV 疫苗的引入使得 HPV 患病率和 HPV 相关疾病（如生殖器疣，CIN 和宫颈癌）患病率显著降低。一项对四价 HPV 疫苗的荟萃分析显示[1]，与未接种疫苗的人群相比，HPV6/11/16/18 感染和生殖器疣减少了约 18%；低级别细胞学宫颈异常和高级别组织学证实宫颈异常的发生率也下降；二价疫苗对与 HPV16/18 相关的 CIN2+ 有效为 92.9%，对与 12 种非疫苗致癌类型相关的 CIN2+ 有效 54%，无论病灶中的 HPV 类型如何，二价疫苗对 CIN3+ 和 AIS 均有很高的疗效。另一项研究证实[2]，九价 HPV 疫苗将宫颈癌的预防率提高到 90%，将宫颈癌前病变的预防率提高到 80%。对于检查过 HPV

---

[1]　R Wang，W Pan，L Jin，W Huang，S Liao. Human papillomavirus vaccine against cervical cancer：Opportunity and challenge.[J]. *Cancer Lett*，2020，471：88–102.

[2]　Luciano Mariani，Mario Preti，Paolo Cristoforoni，Carlo M. Stigliano，Antonio Perino. Overview of the benefits and potential issues of the nonavalent HPV vaccine.[J].*International Journal of Gynecology & Obstetriss*，2017，136（3）：258–265.

阳性，后来转为阴性的年轻女性，预防效果也很满意，对 16—26 岁女性可达到 100%，对 24—45 岁女性达到 66.9% 的预防效果。

目前 HPV 病毒有 200 多个型别，其中 50 个以上的型别与生殖道感染有关，即便感染了 HPV，也不可能感染全部的 HPV 型别，所以接种 HPV 疫苗是有效的，可以预防疫苗覆盖型别的 HPV 感染。

207. 曾有过 HPV 阳性，转阴后接种疫苗有效吗？

研究表明，对于既往有过 HPV 感染的女性，接种 HPV 预防性疫苗可降低再次感染 HPV 的风险，因此对于既往感染过 HPV 的女性接种 HPV 疫苗仍是有必要的。目前检测出 HPV 病毒有 200 多个型别，其中 50 个以上的型别与生殖道感染有关，所以哪怕有过 HPV 阳性的病史，也不会同时感染所有型别的病毒，因此 HPV 阳性者转阴后接种疫苗仍然有效。

现有研究证实，对曾有过 HPV 感染的女性接种 HPV 疫苗后，针对高危型 HPV16/18 等病毒感染所致的子宫颈上皮内瘤样病变等 HPV 相关病变，对 16—26 岁女性 HPV 疫苗保护率达到 100%，对 24—45 岁的女性 HPV 疫苗保护率达到 66.9%。因此，无论是否感染过 HPV 病毒，HPV 疫苗的接种都可以起到很好的预防效果。

208. 只接种了 1—2 剂 HPV 疫苗有效吗？

目前我国除 9—14 岁女孩有两剂次接种程序外，一般情况 HPV 疫苗接种完成三剂接种才完成完全的免疫接种计划，其中二价、九价疫苗是在 0、1、6 个月分别接种一剂，共三剂；四价疫苗是在 0、2、6 个月分别接种一剂，共三剂。

如果因种种原因，只接种了一剂或两剂而没有完成三剂免疫接种，从免疫学角度来看，会诱导人体自身免疫体系不足，预防效果不如完成三剂完全接种效果好。因此，建议接种 HPV 的女性尽可能按照计划按时完成三剂接种。如果因疾病、妊娠或过敏等原因，无法继续完成接种，建议推迟接种。目前的 HPV 疫苗建议适用于 9—45 岁女性，他们可能有新的 HPV 感染风险并从疫苗接种中受益[①]。

关于替代的单剂次方案的建议最初由世界卫生组织独立专家咨询小组免疫战略咨询专家组于 2022 年 4 月提出，世卫组织现在建议：①针对 9—14 岁女童的一剂或两剂方案；②针对 15—20 岁女童和女性的一剂或两剂方案；③ 21 岁以上的女性接种两剂，间隔 6 个月。该立场文件强调了免疫缺陷者或 HIV 感染者优先接种疫苗的重要性。免疫功能低下的个体应接种至少两剂，可能的话三剂。疫苗接种的主要目标是 9—14 岁的女童，在开始性活动之前。在可行和负担得起的情况下，建议对男童和老年女性等次要目标进行疫苗接种。

209. 哪些人不能接种 HPV 疫苗？

HPV 疫苗是重组疫苗，是由具有天然空间结构的纯化病毒衣壳蛋白（L1）病毒样颗粒配制而成，不含病毒 DNA，因此不具有传染性，现有的临床试验也证实其安全有效。但疫苗除了病毒衣壳蛋白抗原以外还有其他的辅助成分，可能会发生过敏反应。因此，有一部分人不宜接种 HPV 疫苗：①对疫苗的活性成分或任何辅料成分（蛋白质以及酵母等）过敏者不宜接种或注射 HPV 疫苗后有超敏反应症状者不宜接种。②有血小板减少症或凝血功能障碍者不宜接种，可能会引起出血。③因为没有孕妇接种 HPV 疫苗的足够实验数据，无法证实接种 HPV 疫苗对孕妇和胎儿有无影响，所以正在备孕、已经怀孕、哺乳期的人群建议推迟或中断接种。④如果正在发热、感冒，或有急性病发作期，应在疾病治愈后再接种。患有轻微急性疾病的人可以接种疫苗，但如果病情恶化，转为中、重度疾病者需推迟至疾病好转再接种。⑤处于月经期的女性，建议月经后再接种。⑥有免疫系统疾病的人，为了避免接种后可能加重免疫系统疾病，所以不建议接种。

210. 接种 HPV 疫苗后多长时间可以怀孕？

现有的 HPV 疫苗完全接种需要打三剂，一般在 6 个月内完成，打三针期

① Kamolratanakul S,Pitisuttithum P. Human Papillomavirus Vaccine Efficacy and Effectiveness against Cancer.[J]. *Vaccines*（*Basel*），2021,9（12）：1413.

间建议避孕，如果怀孕，建议定期产检来监测胚胎发育是否正常。2014ACP 建议在完成最后一针 HPV 疫苗接种至少 2 个月以后怀孕，我国尚无这方面的资料，中国专家推荐 HPV 疫苗三剂接种后 3 个月怀孕。

211. 孕妇可以接种预防性 HPV 疫苗吗？

孕妇应该避免接种 HPV 疫苗。

目前国内外研究表明，孕妇接种灭活或者类毒素疫苗不会产生不良影响，郑彩云等人对国内外 12 篇 HPV 疫苗对不良妊娠结局影响的 Mete 分析结果显示 [①]，接种 HPV 疫苗后不良妊娠结局的风险未提高。美国食品和药物管理局（FDA）根据药物对胎儿的畸形情况，将药物分为 A、B、C、D、X 五个级别，将 HPV 疫苗列为 B 级药（B 级：动物实验中证明对胎仔无危害，但尚无在人类的研究；或动物实验证明有不良作用，但在人类有良好对照组的研究中未发现此作用）。

我国目前对孕妇接种 HPV 疫苗没有足够实验数据，无法证实接种 HPV 疫苗对孕妇和胎儿有无影响。我国 HPV 疫苗说明书指出：妊娠期间应避免接种本品，若女性已经或准备妊娠，建议推迟或中断接种，妊娠期结束后再进行接种。如果在不知道怀孕时，在妊娠期间接种了疫苗，也不用太过担心，因为 HPV 疫苗是由重组 HPVL1 衣壳蛋白制备的病毒样颗粒组成，不含 HPV 基因组 DNA，不具有传染性，所以只需要停止继续接种疫苗，不需要进行干预。

212. 哺乳期妇女是否可以接种预防性 HPV 疫苗？

国外一项研究 [②]，通过采用 SD 大鼠动物实验检测接种四价 HPV 疫苗对孕鼠生育和胎鼠发育毒性影响，结果显示 HPV 疫苗对雌性大鼠的生育力或繁殖性能没有影响、对胎鼠没有发育毒性（包括胎儿体重和形态，产后生长发育、

---

① 郑彩云，余国珍，李晓燕，等．真实世界中接种人乳头瘤病毒疫苗对不良妊娠结局影响的 Meta 分析 [J]．现代预防医学，2021，11：1976-1982.

② Wise L David W J J K. Lack of effects on fertility and developmental toxicity of a quadrivalent HPV vaccine in Sprague-Dawley rats.[J]. *Birth Defects Res B Dev Reprod Toxicol*，2008，83（6）：561-572.

行为和生殖性能），虽然四价 HPV 疫苗产生的抗体可在妊娠和 / 或哺乳期间分别通过胎盘和乳汁转移到胎鼠体内，但没有可检测到的副作用。此外 Matys 等研究结果显示，四价 HPV 疫苗诱导的抗体可穿过胎盘传递给胎儿，可能对四价针对的 HPV 型感染和相关疾病起到预防作用 ①。目前尚未观察到 HPV 疫苗诱导的抗体经母乳分泌情况，因此，哺乳期妇女接种本品时应谨慎。

目前的接种 HPV 疫苗对哺乳期妇女及胎儿影响的实验数据较少、研究的样本量和研究方法不足，有待进一步的研究，因此不建议哺乳期妇女接种 HPV 疫苗。

213. 有免疫性疾病的病人可以接种 HPV 疫苗吗？

人类免疫缺陷病毒（HIV）感染的病人是可以接种 HPV 疫苗的，因为 HIV 阳性者比起 HIV 阴性者有更大的 HPV 感染风险。WHO 目前也提出，没有必要在 HPV 疫苗接种前检测 HIV。此外已经感染 HPV 的人群，接种 HPV 疫苗可降低再次感染 HPV 的风险，因为 HPV 病毒目前已发现 200 多种型别，且每次不可能感染全部病毒型别，所以 HPV 阳性者接种疫苗是有意义的。疫苗接种之后需要我们自身的免疫系统对它做出免疫反应，才能产生抗体发挥保护作用，但是免疫系统疾病的人，如类风湿关节炎、系统性红斑狼疮、器官移植等，自身处于异常的免疫状态，因此接种疫苗之后可能不能产生足够的抗体，就导致疫苗接种的效果下降，还可能引起全身的不良反应，所以自身免疫性疾病者，建议不要接种 HPV 的疫苗，或在病情稳定期接种。

214. 什么是生殖道尖锐湿疣？

尖锐湿疣又称生殖器疣，是由人乳头瘤病毒（HPV）感染皮肤黏膜引起的良性增生性疾病，主要是 HPV6 和 11 型引起的性传播感染。HPV 感染通过皮肤接触传播，通常是在性行为期间，也可通过接触生活用品感染。与 HPV 感染

---

① 　Katie Matys，Sam，etal.Mother–infant transfer of anti–human papillomavirus（HPV）antibodies following vaccination with the quadrivalent HPV（type 6/11/16/18）virus–like particle vaccine.[J]. *Clin Vaccine Immunol*，2012，19（6）：881–885.

者或尖锐湿疣患者性接触后是否发病，很大程度上取决于接触的病毒数量和机体特异性免疫力。

尖锐湿疣可单独发生或成簇发生，主要存在于肛门或生殖器区域，包括阴茎、阴囊、阴道或大阴唇，也可以在阴道和肛门的内表面找到。尖锐湿疣可以很小（直径5mm或更小），也可以在生殖器或肛门区域扩散成大块，表现为乳头状、鸡冠状、菜花状或团块状赘生物。尖锐湿疣颜色是可变的，色泽可从粉红至深红（非角化性皮损）、灰白（严重角化性皮损）乃至棕黑（色素沉着性皮损），但往往是肤色或更深，偶尔会自发流血。

病人一般无自觉症状，少数病人会自觉瘙痒、发红或不适，可因皮损脆性增加、摩擦而发生破溃、浸渍、溃烂、出血或继发感染，严重影响生活质量。疣有时会自发消退，但大部分需要进行治疗，治疗时因疣的数量、大小和位置而异，有手术治疗、冷冻治疗、激光治疗、药物治疗等，治疗会导致永久性色素脱失、瘙痒、疼痛和疤痕。虽然治疗可以去除疣，但它们不能根除HPV，极易复发，尤其是性接触反复感染或HPV潜伏期长。因此日常生活中一定要避免HPV感染，感染后也要做好筛查和治疗工作。

215. 什么型别HPV感染易引起生殖道尖锐湿疣?

目前检测出HPV病毒有200多个型别，其中50个以上的型别与生殖道感染有关，高危型有13个型别、中危型有5个型别、低危型有11个型别。低危型HPV感染与生殖器疣密切相关。低危型HPV有6、11、40、42、43、44、54、61、72、81、89共11个型别。约90%以上的外生殖器、阴道和子宫颈外生性尖锐湿疣由低危型HPV6和11引起。高危型和低危型混合感染在女性上皮内病变中较常见。

HPV感染后引起湿疣有3种表现类型:①临床感染:由潜伏期或亚临床期发展而来，常有典型的临床表现。皮损初起为单个、散在或集簇的淡红色丘疹，境界清楚，用眼睛就可以看见，用手触摸表面湿润且凹凸不平，最后可融合成乳头状、菜花状或鸡冠花状。重者可有糜烂、出血、极易并发细菌感染，伴有脓性分泌物，具有恶臭味。②亚临床感染：介于临床感染和潜伏感染之间，病人自己通常没有临床症状，需要医生借助醋酸白试验、病理活检或阴道镜检查才能发现。主要有以下三种形态，微小无蒂疣、微小的乳头状隆起、外观正常的斑状皮损。③潜伏感染：是感染 HPV 后到亚临床感染皮肤损害出现前这一段时间。潜伏期患者仅仅是 HPV 携带者，不但肉眼看不到疣体，组织病理学上亦未发现异常，醋酸白试验也是阴性，只有用 PCR 等高度灵敏的方法才能检出 HPV，此期患者是重要的传染源之一。

216. 尖锐湿疣有什么样的表现？

尖锐湿疣在生殖器和肛周为好发部位，男性多见于包皮、系带、冠状沟、龟头、尿道口、阴茎体、肛周、直肠内和阴囊，女性多见于大小阴唇、后联合、前庭、阴蒂、宫颈和肛周。偶可见于阴部及肛周以外的部位，如腋窝、脐窝、口腔、乳房和趾间等。女性阴道炎和男性包皮过长是尖锐湿疣发生的促进因素。尖锐湿疣可单独发生或成簇发生，损害初期为细小淡红色丘疹，以后逐渐增大增多，表面湿润柔软且凹凸不平，呈乳头样、鸡冠状、菜花状或团块状赘生物。尖锐湿疣颜色是可变的，色泽可从粉红至深红（非角化性皮损）、灰白（严重角化性皮损）乃至棕黑（色素沉着性皮损），但往往是肤色或更深。本病常无自觉症状，部分病人可出现异物感、痛、痒感或性交痛，严重者常有脓性分泌物，伴有恶臭，且可因搔抓而引起继发感染。尖锐湿疣早期症状不易辨别，通常通过实验诊断，醋酸白试验阳性，核酸杂交可检出 HPV-DNA 相关序列，PCR 检测可见特异性 HPV-DNA 扩增区带等。

217. 是不是感染了 HPV 就一定会长尖锐湿疣？

不一定。尖锐湿疣一般长在人体潮湿温热处，如果这些部位没有接触到 HPV，则不存在长尖锐湿疣的可能。根据一项多地区同时段检测项目结果显示，近 70% 的 MSM 受试者携带 HPV，但实际上远非如此多人存在尖锐湿疣症状。免疫水平较高者往往即便携带 HPV 也未必会长尖锐湿疣。尖锐湿疣症状往往会在人体免疫水平急性下降时出现，且大多肉眼和指检可查。

218. 尖锐湿疣和假性尖锐湿疣有什么区别？

	尖锐湿疣	假性尖锐湿疣
病毒	人乳头瘤病毒（HPV）	病因不明，没有病毒
潜伏期	1—8 个月，平均 3 个月	—
传播方式	性传播、通过被污染的物品和亲密接触、母婴传播	不会传染
症状	可出现局部疼痛、出血合并感染，可以出现有局部异常分泌物恶臭	没有任何自觉症状，不会伴有疼痛、出血，不会伴有体积异常增大的改变
分布	不对称分布，可以长在任何部位，表面凹凸不平，呈乳头样、鸡冠状或菜花样突起	对称分布，丘疹顶端圆而光滑，质地柔软，有些可呈毛状或丝状
治疗	遵循医嘱进行综合治疗	不需要治疗

219. 男性接种 HPV 疫苗有用吗，哪里可以接种？

理论上如果男性接种符合自身状况的 HPV 疫苗，对尖锐湿疣、肛周病变、直肠癌等疾病具有一定的预防作用。2025 年 HPV 疫苗男性适应症在国内获批，9—26 岁男性可接种进口四价 HPV 疫苗，16—26 岁男性可接种进口九价 HPV 疫苗。

220. 使用安全套能否有效避免尖锐湿疣传染？

一定程度上使用安全套可以降低感染 HPV 的风险，因而降低尖锐湿疣发作的可能性。但由于 HPV 并非只能附着在阴茎、外部阴道或肛周直肠部位，因此只使用安全套无法做到完全避免皮肤接触，不能完全避免 HPV 感染。此外，平时要注意适当运动和科学作息，避免出现免疫急性受损情况的发生。

221. 得了尖锐湿疣可不可以通过抹药治疗?

治疗尖锐湿疣的方法一般为点烧、激光、冷冻或光动力,原理是杀灭并清除疣体,避免其与其他部位接触后导致二次传播,有些外部涂抹的药物也生成具有以上效果,并积累了一些成功案例。目前尚没有最佳治疗方法,根据个人实际状况选择最适合自身的治疗方式即可,并且治疗后三个月内复发的情况仍十分常见。

(五)常见传染病——乙肝与丙肝

222. 乙肝是如何传播的?

乙型肝炎病毒(HBV)与 HIV 传播途径相同,均为母婴传播、血液传播和性传播。目前我国产妇孕检几近全覆盖、用血制度规范、毒品犯罪打击持续高压的情况下,母婴垂直传播和血液传播只占很小的比重,主要传播途径为性传播。

223. 乙肝和丙肝有什么区别?

首先最直观的病毒不同,乙肝病毒是双链 DNA 病毒,丙肝病毒为 RNA 病毒;在临床表现上,丙肝更隐匿难以察觉,很多人发现感染时已经发展为慢性肝炎甚至肝硬化或肝癌,乙肝感染后部分人出现急性肝炎症状,部分人症状较轻,多数人可自行痊愈。此外,乙肝和丙肝的窗口期也不同,丙肝的窗口期较短,一般为 2—6 周左右,而乙肝的潜伏期相对较长,通常为 2 周到三个月,一般不超过 6 个月。预防方面,可以通过接种乙肝疫苗预防乙肝感染,而目前尚未研发出丙肝疫苗,还是要结合其传播途径采取有针对性的预防措施,比如规范用血、孕期检查、性行为使用安全措施等。

224. 哪些群体属于丙型肝炎高风险人群?

一般来说,静脉吸毒者;具有医源性暴露史,包括外科手术、透析、不洁口腔诊疗操作、器官移植等;文身、穿孔、针灸等所致针刺伤史;HCV/HIV 感染者的性伴侣及家庭成员等需要尽早进行丙型肝炎检测。此外,MSM 群体中的 HCV 感染率也呈上升趋势,需要特别注意。

（六）常见传染病——诺如

225. 什么是诺如病毒？

诺如病毒属于杯状病毒科，是引起急性胃肠炎常见的病原体之一。诺如病毒具有感染剂量低、排毒时间长、外环境抵抗力强等特点，容易在学校、托幼机构等相对封闭环境引起胃肠炎暴发。诺如病毒为 RNA 病毒，极容易发生变异，每隔几年就有新的变异株出现，引起全球或区域性暴发流行。

226. 诺如病毒胃肠炎有哪些主要症状？

诺如病毒感染潜伏期为 12—72 小时，通常为 24—48 小时。常见症状主要为恶心、呕吐、发热、腹痛和腹泻，部分患者有头痛、畏寒和肌肉酸痛等。儿童以呕吐为主，成人则腹泻居多，粪便为稀水便或水样便。

227. 诺如病毒如何传播？

病例和隐性感染者为诺如病毒感染的传染源。传播途径多样，主要通过摄入被粪便或呕吐物污染的食物或水、接触患者粪便或呕吐物、吸入呕吐时产生的气溶胶，以及间接接触被粪便或呕吐物污染的物品和环境等感染。

228. 诺如病毒胃肠炎如何治疗？

诺如病毒胃肠炎属于自限性疾病，目前尚无有效的抗病毒药物。多数患者发病后症状轻，无须治疗，休息 2—3 天即可康复，可口服糖盐水或口服补液盐补充呕吐和腹泻消耗的水分。对于婴幼儿、老人，特别是伴有基础性疾病的老人，如因频繁呕吐或腹泻，出现脱水等较严重的症状时，应及时治疗。

229. 个人和家庭如何预防诺如病毒感染？

（1）保持手卫生。饭前、便后、加工食物前应按照 6 步洗手法正确洗手，用肥皂和流动水至少洗 20 秒，但需注意，含酒精消毒纸巾和免洗手消毒剂对诺如病毒无效，不能代替洗手。

（2）注意饮食饮水卫生。不饮用生水，蔬菜瓜果彻底洗净，烹饪食物要煮熟，特别是牡蛎和其他贝类海鲜类食品更要煮熟煮透后食用。

（3）病例应尽量居家隔离，避免传染他人。诺如病毒感染者患病期至康复后3天内应尽量隔离，轻症患者可居家或在疫情发生机构就地隔离，重症患者需送医疗机构隔离治疗。在此期间患者应勤洗手，保持手卫生，尽量不要和其他健康的家人等近距离接触，分开食宿，尤其不要做饭或照顾老人和幼儿。

（4）做好环境清洁和消毒工作。保持室内温度适宜，定期开窗通风。对患者呕吐物或粪便污染的环境和物品需要使用含氯制剂进行消毒。在清理受到呕吐物污染的物品时，应戴塑胶手套和口罩，避免直接接触污染物。患者家庭环境也应依据医务人员指导加强消毒，避免在家庭内造成传播。

（5）保持健康生活方式。保持规律作息、合理膳食、适量运动等健康生活方式，增强身体对病毒的抵抗能力。

（七）常见传染病——猴痘

230. 什么是猴痘？

猴痘是由猴痘病毒引起的一种疾病。这是一种病毒性人畜共患传染病，意味着它可以从动物向人类传播，也可以在人与人之间传播，并从环境传给人类。

231. 猴痘属于性传播疾病吗？

性行为只是猴痘传播的方式之一。过去，猴痘爆发与直接接触受感染的动物和动物产品有关，人与人之间的传播有限。而在当前的猴痘爆发中，猴痘病毒主要通过密切的个人接触传播，这可能包括通过性行为期间发生的密切、持续的皮肤接触感染性病变或呼吸道分泌物。从国内疫情来看，绝大多数猴痘病例为男男性行为人群，主要通过男男性接触传播。但是，与患有猴痘的人进行任何密切、持续的皮肤接触也可能会感染病毒。

232. 感染猴痘病毒可能会出现哪些症状？

猴痘可以引起一系列的体征和症状。虽然有些人的症状不很严重，但有些人可能会出现比较严重的病症，需要在医疗机构进行治疗。风险较高的人通常包括孕妇、儿童和免疫缺陷症患者。

2022年我国确诊的猴痘最常见症状包括发热、头痛、肌肉酸痛、背痛、乏力和淋巴结肿大。随后出现皮疹或伴有皮疹，皮疹可持续两到三周。皮疹可能影响到面部、手掌、脚底、腹股沟、生殖器和 / 或肛门部位，也可见于口腔、喉咙、肛门或阴道，或者眼睛。疮面的数量可能从一处到几千处不等。皮肤疮开始时是平的，然后充满液体，然后结痂、干燥和脱落，下面形成一层新的皮肤。

233. 人们可能会因为感染猴痘而患严重疾病或死亡吗？

在大多数情况下，猴痘的症状会在几周内自行消失。不过，有些人感染后可能会导致严重并发症，甚至死亡。根据以往猴痘疫情中了解到的情况，新生儿、儿童和免疫缺陷症患者可能有更高的出现更严重的症状和死于猴痘的风险。

猴痘的并发症包括继发性皮肤感染、肺炎、意识模糊和眼部问题。近期发现的并发症包括直肠炎（直肠内引起疼痛的疮面和肿胀）和排尿疼痛或排尿困难。过去，有 1% 至 10% 的猴痘患者死亡。值得注意的是，不同环境的死亡率可能会因为获得卫生保健的机会等多种因素而各不相同。这些数字可能被高估，因为过去对猴痘的监测通常有限。

在受疫情影响的国家中，已有一些死亡病例报告。但总体来看，猴痘重症率低，多数可以痊愈。

234. 猴痘如何传播？

猴痘通过与患有猴痘的人的密切接触（面对面、皮肤对皮肤、口对口和口对皮肤）传播，包括接吻或性接触。猴痘患者直到所有病变结痂，结痂脱落，并在下面形成新的皮肤层，才会不具有传染性。

该病毒还可以从受污染的环境传播给人类，例如当患有猴痘的人接触衣服、床上用品、毛巾、物体、电子设备和表面时，接触这些物品的人可能会被感染。吸入衣服、床上用品或毛巾上的皮屑或病毒也可能被感染。

口腔溃疡、损伤或溃疡也可能具有传染性，这意味着病毒可以通过直接接触口腔、呼吸道飞沫以及可能通过短程气溶胶传播。

猴痘是如何从动物向人类传播的？

在人与受到感染的非人灵长类动物、陆生啮齿动物、羚羊、瞪羚或松鼠等动物发生身体接触时，例如通过咬伤或抓伤，或在狩猎、剥皮、诱捕、烹饪、处理尸体等活动中，猴痘会从动物传播到人。如果没有彻底煮熟，食用受到感染的动物也可能感染病毒。避免无保护地接触野生动物，特别是生病或死亡的动物（包括它们的肉和血），可以降低从动物身上感染猴痘的风险。在动物携带猴痘病毒的国家，任何含有动物部分或肉的食物都应该在食用前煮熟。

235. 哪些人群有感染猴痘的风险？

与猴痘患者生活在一起或与之有密切接触（包括性接触）的人面临的风险最大。任何与猴痘患者生活在一起的人都应采取措施降低感染风险。新生儿、幼儿和潜在的免疫缺陷症患者出现更严重症状的风险可能更高，甚至在极少数情况下，可能会死于猴痘。

接种过天花疫苗的人可能对猴痘有一定的保护作用。（来自非洲的以往数据表明，天花疫苗在预防猴痘方面至少有 85% 的效果。）不过，目前年轻人大多未接种过天花疫苗，因为自 1980 年消灭天花以后，世界上大多数地区已经停止接种天花疫苗。接种过天花疫苗的人应该继续采取预防措施来保护自己和他人。未接种过天花疫苗的人群对猴痘病毒普遍易感。

236. 男男性行为者感染猴痘的风险更高吗？

感染猴痘的风险不仅限于性生活活跃的人，也不仅限于男男性行为者。任何与有症状的人有过密切接触的人都有感染风险。然而，目前疫情中报告的多数病例是在男男性行为者中发现的。鉴于这种病毒目前正在这些社交网络中的人与人之间传播，如果男男性行为者与具有传染性的人有性行为或其他形式的密切接触，则目前可能面临更高的感染风险。拥有多个或新性伴的人目前面临的风险最大。

一些猴痘病例是在性健康门诊中发现的。我们目前在男男性行为者群体中听到更多猴痘病例报告的一个原因可能是因为这一人群具有积极地寻求健康的行为。猴痘皮疹可能与包括疱疹和梅毒在内的一些性传播疾病类似，这可能部分解释了这些病例出现在性健康门诊的原因。随着我们对这一疾病的认识增加，我们可能会在更广泛的社区中发现更多的病例，一些患有猴痘的妇女和儿童已经得到确认。

237. HIV 感染者或艾滋病病人是否更容易感染猴痘？

科学家们不确定。早期数据发现，美国 41% 的猴痘病例是 HIV 感染者。重要的是，在病毒载量检测不到的 HIV 感染者中，出现严重猴痘病的可能性似乎并不高。

有潜在免疫缺陷症的患者可能有因为感染了猴痘而患更严重疾病的风险。

鼓励 HIV 感染者或艾滋病病人，避免与任何有症状的人发生密切接触，并且避免高风险情况，包括与可能没有意识到患有猴痘的人发生密切接触，以减少猴痘的暴露风险。此外，减少性伴侣的数量也可以降低猴痘感染的风险。

238. 感染了猴痘的 HIV 感染者是否更容易患上更严重的疾病？

在猴痘爆发期间，感染 HIV 且病毒受到抑制（每毫升血液中的 HIV 拷贝数少于 200 个）的人似乎没有更严重的猴痘疾病。

任何与猴痘患者有过密切接触的人都有感染风险。如果不加治疗，艾滋病毒会损坏机体的免疫系统。有一些证据表明，如果暴露在猴痘之下，免疫缺陷可能会增加感染猴痘的风险，并且会增加感染者患重病或死于猴痘的风险。不过，还需要有更多的数据来充分证实这一点。

有潜在免疫缺陷症的患者可能有因为感染了猴痘而患更严重疾病的风险。了解自己的 HIV 感染状况并能获得和正确使用治疗药物的 HIV 感染者可以达到病毒抑制点。这意味着他们的免疫系统比没有治疗时更不容易受到其他感染。在当前疫情中，很多猴痘患者也是 HIV 感染者，但严重猴痘病例相对较少，可能是因为在大多数情况下，他们的艾滋病毒感染得到了很好的控制。为了更好地了解这些问题，一些研究目前正在进行中。

239. 猴痘是否会影响 HIV 暴露前预防（PrEP）的效果？

不用担心，HIV 暴露前预防（PrEP）仍然有效，应按要求继续服药。HIV 暴露前预防（PrEP）无法预防猴痘，请尽可能使用安全套、减少创口接触等。感染猴痘后应减少与他人发生密切接触，待痘体结痂脱落后才不具有传染性。

240. 猴痘治疗会与 HIV 抗病毒治疗药物相互作用吗？

数据有限，但大多数 HIV 治疗可以与猴痘治疗和天花疫苗安全地进行。艾滋病毒感染者应告知他们的医疗保健提供者他们正在使用的 HIV 抗病毒治疗药物，以帮助确定是否存在相互作用。

241. 如果已确认或怀疑患有猴痘该怎么办？

①向专业医师寻求建议并接受检测；

②自我隔离并避免与他人密切接触，包括性行为；

③在隔离期间注意身体症状和身心健康。

242. 猴痘病毒可以通过何种方式检测？

通过（PCR 检测）是针对猴痘的首选实验室检测方法。最好的诊断标本直接来自皮肤病变标本——皮疹、痘疱表面和 / 或渗出物、疱疮液、痘疱表皮或痘痂。同时，需要采集病例急性期呼吸道标本（咽拭子）和急性期血液标本。抗原和抗体检测方法可能没有用，因为它们无法区分不同种类的正痘病毒。

243. 怎样才能防止自己和他人感染猴痘？

在动物携带猴痘病毒的国家，避免毫无保护地接触野生动物，特别是生病或死亡的动物（包括它们的肉和血），以保护自己。任何含有动物部分或肉的食物都应该在食用前彻底煮熟。

通过限制与猴痘疑似或确诊患者密切接触，降低从他人感染猴痘的风险。了解自己所在地区或社会团体的猴痘感染状况，并与那些你曾经有过密切接触（尤其是性接触）的人开诚布公地谈论你或他们可能出现的任何症状。经常用肥皂和水或含酒精成分的免洗洗手液洗手。

时常对环境中经常接触、可能受到传染性感染者所携带的病毒污染的表面进行清洁和消毒。普通家用消毒剂或漂白产品足以杀死猴痘病毒。

如果认为自己可能患有猴痘，尽快就医，并在评估和检测结果出来之前与他人隔离，以保护他人。如果已经确诊猴痘，则应该与其他人隔离，直到所有疮面都已结痂、痂脱落，并在下面长出一层新的皮肤，以及体内所有疮面也都痊愈。这样会阻止感染者将病毒传播给他人。在对通过性液体传播有进一步的了解之前，在康复后12周内，在进行性接触时应使用安全套作为预防措施。

244. 在公共场合，我会通过接触物体表面感染猴痘吗？

从以往猴痘疫情获得的证据表明，有人在接触被污染的物体后染上猴痘。如果患有猴痘的人接触物体、表面和织物，就会使它们受到猴痘病毒污染。在某些条件下，该病毒可在某些表面存活一段时间。然而，在最近的疫情中，人们是否会通过接触表面和物体感染猴痘仍在研究中。截至目前，几乎所有病例都与密切接触有关，如触摸或性行为。

物体和表面可用肥皂和水以及普通家用消毒剂或漂白产品清洗，以杀死猴痘病毒。

245. 如果我认为自己可能出现了猴痘症状或接触过猴痘患者，该怎么办？

如果曾与猴痘患者或可能已被病毒污染的环境有过密切接触，请在上次接触之后21天内密切监测自己的症状和体征。尽可能限制与他人密切接触，如果密切接触不可避免，应让你的接触者知道你已经接触过猴痘。

如果你认为已经出现猴痘症状，请联系当地疾控部门和医院进行就诊、检测和接受医疗护理。在收到检测结果之前，尽可能与他人隔离。定期清洁双手。

如果猴痘检测呈阳性，疾控部门或医院将就你是应该在家还是在医疗机构进行隔离，以及你需要什么样的治疗给出建议。

246. 儿童会得猴痘吗？

如果儿童与有症状的人密切接触，可能会感染猴痘。来自以前受影响国家的数据表明，儿童通常比青少年和成人更容易患严重疾病。在最近的疫情中，有少数儿童感染猴痘。一些儿童在家中通过与父母、照护者或其他家庭成员的密切接触而与病毒发生暴露。其他儿童则是与猴痘感染者发生性行为的青少年。

247. 猴痘病毒可以通过输血传播吗？

目前还没有任何关于猴痘通过输血传播的报告。

当你感到不舒服的时候，千万不要献血。如果你已经预约要去献血，要对你的健康状况进行自我评估，并要监测猴痘的任何症状，如果你感觉不舒服，重新安排你的预约。

人们在献血时有一套严格的程序。要向潜在献血者询问他们的感受以及目前是否有任何症状。这样做是为了减少所有有传染病的人进行献血的风险。

248. 感染猴痘的人是不是一般会被认为"不检点""更乱"的人？

感染或接触猴痘没什么好羞耻的。任何人都可能感染猴痘。任何人与猴痘患者有任何形式的密切身体接触都有感染风险，无论他们是谁、做什么、与谁发生性关系，也不管有没有任何其他因素。因为疾病而污名化、指责或羞辱他人是绝对不行的。

污名化会使结束疫情变得更加困难，并可能阻止人们获得服务。如果您有可能是猴痘的症状，不要让对歧视的恐惧阻止您寻求所需的医疗保健和社会支持。

249. 目前猴痘有疫苗吗？

目前，在美国观察到的情况是：美国国家猴痘疫苗战略于 2022 年 6 月 28 日发布。多个美国联邦机构，包括战略准备和响应管理局（ASPR），美国食品和药物管理局（FDA），美国国立卫生研究院（NIH）和疾病控制与预防中心（CDC）正在协调实施这一增强的疫苗接种策略。

目前在美国地区，两种疫苗可用于预防猴痘病：

JYNNEOS 疫苗被批准用于预防猴痘和天花疾病。（非复制型猴痘疫苗）

ACAM2000 疫苗被批准用于天花疾病的免疫接种，并根据扩展访问研究新药（EA-IND）协议可用于对抗猴痘。

目前，我国国内非复制型疫苗正在研发中（信息截至 2022 年 9 月 15 日）。

250. 过去得过水痘能够预防猴痘吗？

水痘是由另一种病毒（水痘病毒）引起的。过去得过水痘并不能预防猴痘（由猴痘病毒引起，猴痘病毒是一种正痘病毒）。

251. 我已经感染过猴痘了，还能再被感染吗？

对于绝大多数免疫功能正常的人群来说，感染猴痘后会获得持久的免疫力，通常不会发生二次感染。目前，我们对感染猴痘后获得的免疫力能够持续多长时间了解有限。即使你曾经得过猴痘，你也应该尽力避免再次感染。

如果你曾经感染过猴痘，而现在家里有人感染猴痘，你可以作为指定照护者，以此来防止他人感染，因为你比其他人更有可能具有免疫力。不过，你仍然应该采取所有预防措施，以避免感染。

252. 我国目前是否有大规模传播猴痘病毒的风险？

从疫情的传播来源看，我国的猴痘病例基本上来源于境外入境人员，新冠疫情防控期间外防输入措施为防止猴痘疫情输入发挥了重要的保护屏障作用。

我国重庆报告中国大陆"首例"猴痘病例的发现，就是在新冠防控入境"7＋3"隔离措施中发现的。中国疾控中心发布猴痘疫情监测情况显示，2023年6月份内地（不含港澳台）新增报告106例猴痘确证病例。由于猴痘的潜伏期多在6—13天，随着猴痘疫情的继续扩散和我国入境人数的不断增加，猴痘感染者流入我国社会层面的可能性将会逐渐增加。因此，加强社会层面的猴痘疫情监测和预防工作是必要的，也是非常重要的。

以上关于猴痘部分信息来源：世卫组织网站主页／媒体中心／问答／常见问答／猴痘 https://www.who.int/zh/news-room/questions-and-answers/item/monkeypox

第五章　管理与评估

一、管理

加强相关服务的内部管理，明确分工和职责，保证服务管理规范化。

（一）计划管理

尽管对互联网直播干预中直播环节的要求不必像传统电视媒体直播那样苛刻，但直播的目的是对目标人群进行干预，只有对直播干预的时间、主题、参与人员等进行提前设计规划，才能保证直播过程顺利进行，并将干预信息有效传达至目标人群，并可以通过直播互动和后续检测、转介服务对直播干预效果进行评估。

（二）人员管理

实施人员要对互联网直播干预的特点和操作基本了解，机构内部应进行人员排班，专人负责，进行岗前培训，确保相关人员工作前了解直播干预服务内容与流程。

（三）收入管理

在互联网平台进行直播往往会收获部分观众的打赏，具体金额一般由平台抽成、账户所得和税金组成。一般来说平台抽成的比率是相对固定的，在特殊合作情况下可以协商重新分配。基于各机构干预活动的公益性质和干预目标，不建议将账户打赏所得用于参与直播干预人员的绩效或劳务费用。建议可关闭打赏功能，或将打赏收入定期公示，用于公益捐赠或补充机构运营成本。此外，也可以开展定向募捐，并将募捐所得及时公示并在扣除个税和管理费用后用于机构运营。

（四）质量控制

应设立相应的评估达标指标，组织工作人员定期进行工作质量的自我评估和内部审查。同时，认真对待外部督导评估，及时整改相关问题。

（五）档案管理

对服务过程中产生的各种登记表、信息报表、实验记录、随访记录等档案资料分类管理，涉密内容必须上锁。电子档案须加密保存并定期进行脱机备份。原则上，应统一管理不同工作人员工作中产生的信息与记录资料，分别登记与保存，需要查询时，要实行借出和归档手续。以防止信息丢失和受检者个人资料的泄露。

（六）数据和信息管理

根据所在地业务指导单位的要求和指导，规范各种数据和信息的收集与上报；严格遵守相关的保密制度，未经授权不得向其他机构和个人发布工作数据和信息资料。

（七）转介服务管理

建立和完善与相关卫生专业机构的转介服务流程，保证由直播干预转介的快检阳性确证、HIV 阳性者治疗、性病治疗等支持性服务转介工作能够顺畅、完整地开展。

二、评估

（一）指标

评估是对一项工作是否达到预期目标的阶段性回顾与总结。关于互联网艾防直播干预有效性的评估指标有：①有效直播时长；②直播观看人数；③有效直播互动人数；④直播 HIV 检测转介人数；⑤直播 STI 检测转介人数；⑥直播干预 HIV 检测转化率；⑦直播干预 STI 检测转化率。

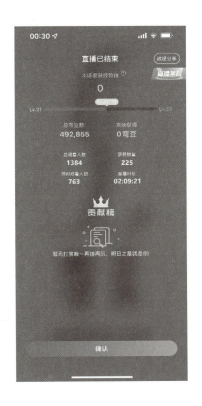
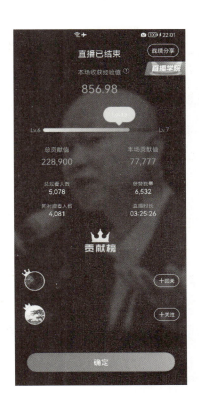

（二）评估方法

1. 有效直播时长

指标名称	有效直播时长
定义	每次从开始直播到结束直播的有效时长
测量工具	直播平台记录
资料来源	实施单位项目档案
测量方法	分子：每次从开始直播到结束直播，除去前期设备调试和其他与艾防无关的时长 分母：每次从开始直播到结束直播的总时长

2. 直播观看人数

指标名称	直播观看人数
定义	每次从开始直播到结束直播的记录的总观看人数
测量工具	直播平台记录
资料来源	实施单位项目档案
测量方法	借助平台统计数据记录每次从开始直播到结束直播的总观看人数

3. 有效直播互动人数

指标名称	有效直播互动人数
定义	每次从开始直播到结束直播的有效互动人数
测量工具	直播平台记录总人数、助播记录核减数
资料来源	实施单位项目档案
测量方法	借助平台统计数据获得总互动人数，每次从开始直播到结束直播，剔除无关互动的有效参与艾防主题互动人数

4. 直播 HIV 检测转介人数

指标名称	直播 HIV 检测转介人数
定义	通过参与直播互动转化到线下前往干预机构进行 HIV 检测的人数
测量工具	检测记录、问卷调查
资料来源	实施单位项目档案
测量方法	干预机构通过问卷调查统计单位时间段内通过参与直播互动了解并前往干预机构线下进行 HIV 检测的人数及同比、环比变化情况。

5. 直播 STI 检测转介人数

指标名称	直播 STI 检测转介人数
定义	通过参与直播互动转化到线下前往干预机构进行 STI 检测的人数
测量工具	检测记录、问卷调查
资料来源	实施单位项目档案
测量方法	干预机构通过问卷调查统计单位时间段内通过参与直播互动了解并前往干预机构线下进行 STI 检测的人数。

6. 直播干预 HIV 检测转化率

指标名称	直播干预 HIV 检测转化率
定义	单位时间内通过直播干预进行线下 HIV 检测的人数占观看直播干预人数的比率
测量工具	直播平台记录
资料来源	实施单位项目档案
测量方法	分子：单位时间内通过问卷调查确认通过直播干预转化至干预机构线下进行 HIV 检测的总人数 分母：单位时间内每次直播干预观看人数或历次观看人数之和

7. 直播干预 STI 检测转化率

指标名称	直播干预 STI 检测转化率
定义	单位时间内通过直播干预进行线下 STI 检测的人数占观看直播干预人数的比率
测量工具	直播平台记录

续表

资料来源	实施单位项目档案
测量方法	分子：单位时间内通过问卷调查确认通过直播干预转化至干预机构线下进行 STI 检测的总人数 分母：单位时间内每次直播干预观看人数或历次观看人数之和

缩略语/专用词	释义
AIDS	Acquired Immune deficiency Syndrome，音译为艾滋病，即获得性免疫缺陷综合征
ART	Antiretroviral Therapy 的缩略语，即抗逆转录病毒治疗。其原理是通过抑制病毒复制，保存和恢复免疫功能，并降低 HIV 感染相关疾病的发病率和病死率
病毒载量	指通过专用仪器测量显示每毫升血液里的病毒数量。HIV 载量测定是采用聚合酶链式反应（PCR）技术，测定血液中 HIV RNA 的量。病毒载量以 copies 数为单位，计算每毫升（mL）有多少病毒量，单位为 copies/mL
CD4	是人体免疫系统中的一种重要免疫细胞，HIV 病毒主要的攻击对象，所以其检测结果对艾滋病治疗效果的判断和对患者免疫功能的判断有着重要作用
CDC	Centers for Disease Control and Prevention，疾病预防控制中心的缩略语，简称疾控中心
CBO	Community Based Organization，CBO 指政党、行政组织和企业以外，由社会单位或个人依法自愿发起成立、按照章程自我管理的社会单位，具有非营利性、自愿性、组织性等特点。此文中主要指参与艾滋病防治的社会组织
ELISA	Enzyme Linked Immunosorbent Assay，酶联免疫吸附试验
HIV	Human Immunodeficiency Virus 的缩略语，即人类免疫缺陷病毒。HIV 特异性地攻击和破坏人体免疫细胞，造成免疫系统损害，使之逐渐丧失功能，从而导致各种机会性感染、肿瘤等发生，并最终发展成艾滋病

续表

缩略语 / 专用词	释义
抗体	antibody，缩略语为 Ab（免疫球蛋白不仅仅只是抗体），是一种免疫系统用于鉴别与中和外来物质如细菌、病毒等的大型 Y 形蛋白质，由浆细胞（效应 B 细胞）分泌
抗原	Antigen，缩写 Ag，为任何可诱发免疫反应的物质
MSM	英文 men who have sex with men 的缩略语，即男男性行为者，指与男性发生性行为的男性。MSM 包括男同性恋者、男双性恋者、跨性别女性及特殊情境下发生同性性行为的男异性恋者等
TND	英文 Target Not Detected 的缩略语，即目标不能被检测出来。当病毒载量低于检测设备的检测限时，可以如此表示。目前设备检测限一般是 50 copies/mL
WB	Western Blot 的缩略语，即免疫印迹法，是将蛋白质转移到膜上，然后利用抗体进行检测的方法，WB 是 HIV 的确证检测，确证后会出诊断报告
阳转	参与定期检测的 HIV 阴性者随访中检测结果为 HIV 阳性，称阳转
窗口期	从 HIV 感染人体到感染者血清中的 HIV 抗体、抗原或核酸等感染标志物能被检测出之前的时期
STI	Sexually transmitted infections，是指通过性接触（阴道性交、肛交、口交等）或密切体液接触传播的病原体引起的疾病

附录二 青年学生预防艾滋病宣传教育核心信息（2021版）

为进一步落实《健康中国行动（2019—2030 年）》《遏制艾滋病传播实施方案（2019—2022 年）》《关于切实加强新时代学校预防艾滋病教育工作的通知》有关要求，推进"十四五"时期学校预防艾滋病教育工作的开展，遏制艾滋病在青年学生人群中的传播和流行，促进青年学生身心健康，在教育部、国家卫生健康委有关司局指导下，中国疾病预防控制中心性病艾滋病预防控制中心联合教育部全国学校预防艾滋病教育专家组，根据青年学生特点和需求修订了青年学生预防艾滋病教育核心信息，为学校开展预防艾滋病宣传教育工作提供参考和指导。

一、危害性认识

1.艾滋病是一种危害大、病死率高的重大传染病，目前既不可治愈，也没有疫苗。

艾滋病，即获得性免疫缺陷综合征（AIDS），是人体感染人类免疫缺陷病毒（艾滋病病毒，HIV）而引起的，以人体 CD4＋T 淋巴细胞减少为特征的进行性免疫功能缺陷，疾病后期可继发各种机会性感染、恶性肿瘤和中枢神经系统病变的综合性疾患。传染源是艾滋病病毒感染者和艾滋病病人。

艾滋病病毒感染者在急性期表现为发热、咽痛、恶心、呕吐、腹泻、皮疹、关节痛等症状。若不及早发现并规范治疗，绝大多数感染者经过潜伏期都会发病，发病后病情发展迅速，表现为体重减轻、神经精神症状，持续性全身性淋巴结肿大，多因各种感染和肿瘤致命，发病后病死率很高。目前我国艾滋病年报告死亡人数居传染病首位。

迄今，尚无可以根治艾滋病的药物，也缺乏有效预防感染艾滋病的疫苗。一旦感染艾滋病，需要终身规律服药，会带来很大的精神压力和健康损害，对学习、就业和家庭等方面带来较大影响。

艾滋病有三种传播途径：血液传播、性传播和母婴传播。人们对艾滋病普遍易感，可通过接触带有病毒的血液、精液、阴道分泌液、乳汁而传染。

2. 目前我国青年学生中艾滋病主要传播方式为性传播，特别是男性同性性行为传播。

近年来每年发现的青年学生艾滋病病毒感染者中，超过 80% 通过男性同性性行为感染。每 12 位男性同性性行为者中就有 1 位是艾滋病病毒感染者。

部分地区青年学生中艾滋病疫情向低龄化发展。

3. 不能通过外表判断一个人是否感染了艾滋病病毒，只有通过检测才能判断。

艾滋病病毒感染阶段分为急性期、无症状期和艾滋病期。急性期和无症状期的感染者没有特殊的体征和症状，不能从外表判断是否感染了艾滋病，只能通过检测出体内病毒的核酸、抗原或者抗体来判断。急性期和无症状期的感染者虽然外表看不出来，但具有传染性。

感染者经过有效抗病毒治疗，可使体内病毒持续保持在检测不出的水平，外表也与普通人无异。因此，不能仅从外表判断一个人是否感染艾滋病。

二、预防知识

1. 学习掌握性健康知识，提高自我保护意识与技能，做自己健康的第一责任人。

每一个人都是自己健康的第一责任人。青年学生应主动接受性健康教育，建立正确的人生观、价值观，丰富课余生活，提高自制力。未成年人应避免发生性行为，青少年尽量推迟首次性行为时间。

保持单一性伴侣，培养积极向上的生活方式，知晓性责任，拒绝和预防不安全性行为，提倡负责任、安全的性行为。

2. 拒绝不安全性行为，正确使用安全套。

青年学生容易感染艾滋病的不安全性行为包括：无保护（不使用安全套）的男性同性性行为、与不知道感染状况的人发生无保护性行为、与多人发生性行为、吸毒或醉酒后发生性行为等。其中，无保护的男性同性性行为是青年学生最常见的感染方式。

发生性行为时应全程正确使用合格的安全套，这是预防艾滋病、性病的最有效措施。

3. 使用毒品会增加感染艾滋病病毒的风险。

与艾滋病病毒感染者共用针具吸毒会使病毒通过污染的针具传播。

使用新型毒品（冰毒、摇头丸、K粉等）或者醉酒可刺激或抑制中枢神经活动，降低自己的风险意识，导致多性伴和无保护性行为的增加，也会间接地增大感染艾滋病病毒和性病的风险。

提高对新型"换装"毒品的辨识力，毒品可能化身成"可乐""奶茶""糖豆豆"，要增强对毒品的警惕性，远离毒品，保持身心健康。

4. 性病可增加感染艾滋病病毒的风险，必须及时到正规医疗机构诊治。

性病病人感染艾滋病的风险更高。特别是梅毒、生殖器疱疹等以生殖器溃疡为特征的性病，使艾滋病病毒更容易通过溃疡入侵。

正规的医疗机构才能提供规范化性病诊治服务，减少误诊、漏诊，避免延误治疗时机，防止产生并发症。

5. 使用消毒不严格的被艾滋病病毒污染的工具文眉、打耳洞、拔牙等也有造成艾滋病传播的可能。

文眉、打耳洞、拔牙等工具因与体液接触，如消毒不严格，可能携带艾滋病病毒。

如个人确实需要文眉、打耳洞、拔牙等，一定要到正规医疗机构进行，使用一次性或经过严格消毒的工具。

6.日常学习和生活接触不会传播艾滋病。

日常学习和生活接触,包括共用学习用品、共同进餐、共用卫生间、握手、拥抱等不会传播艾滋病病毒。

蚊虫叮咬也不会传播艾滋病。

7.发生易感染艾滋病危险行为后,必要时可采取药物阻断,减少艾滋病病毒感染的风险。

一旦发生不安全性行为等易感染艾滋病高危行为后,应及时到指定医院咨询和检测,并在医生指导下进行暴露后预防(PEP)用药。

暴露后预防用药可以有效降低感染艾滋病病毒的风险。用药时间越早越好,在暴露后 2 小时内服用效果最佳,72 小时内服用有较高的阻断成功率。

三、检测与治疗

1.发生高危行为后,应该主动进行艾滋病检测与咨询,早发现、早诊断。

发生高危行为后,应尽早主动到疾控中心或相关医疗机构寻求艾滋病咨询和检测,也可以使用药监局批准的自我检测试剂进行筛查检测。筛查检测结果呈阳性不能确定是否感染,还应尽快进行确诊检测,以便尽早治疗。

进行艾滋病检测时应避开检测窗口期(指从感染艾滋病病毒到血液中检测到病毒核酸、抗原或抗体的时期),不同个体的检测窗口期长短存在差异。一般情况下,艾滋病病毒抗体检测的窗口期约为 3 周,病毒抗原和抗体联合检测的窗口期约为 2 周,病毒核酸检测的窗口期约为 1 周。

2.疾控中心、医院等机构均能提供保密的艾滋病咨询和检测服务。

各地疾控中心自愿咨询检测门诊(VCT)提供免费艾滋病咨询和检测服务。各地县级以上医院、妇幼保健机构及部分基层医疗机构(如社区卫生服务中心、乡镇卫生院)也提供检测服务。个人还可以购买自我检测试剂进行检测,如果检测阳性，要及时到医疗机构、疾控中心确诊。

有关法律法规规定，医疗机构及其医务人员应当对患者的隐私保密。全国艾滋病咨询检测点信息详见：http://ncaids.chinacdc.cn/fazl/jcjg_10287/zyzxjcmz/

3. 感染艾滋病病毒后应及早接受抗病毒治疗。

一旦感染艾滋病病毒，体内病毒复制就已经开始，会逐渐损害全身多个器官，及早治疗能够抑制病毒复制，恢复免疫功能，保持较好的身体状况。

及早的抗病毒治疗可达到较好的治疗效果，使病毒降到检测不到的水平，研究表明检测不到就等于不传播，可以有效预防病毒传播给配偶和性伴。

四、法律法规

1. 艾滋病病毒感染者和艾滋病病人应得到理解和关怀，反对歧视艾滋病病毒感染者和艾滋病病人。

艾滋病病毒感染者和艾滋病病人的各项权利受到法律保护。《传染病防治法》规定，"任何单位和个人不得歧视传染病病人、病原携带者和疑似传染病病人"。《艾滋病防治条例》规定，"任何单位和个人不得歧视艾滋病病毒感染者、艾滋病病人及其家属。艾滋病病毒感染者、艾滋病病人及其家属享有的婚姻、就业、就医、入学等合法权益受法律保护"。

2. 故意传播艾滋病要承担法律责任。

艾滋病病毒感染者和艾滋病病人在得知感染艾滋病病毒后应主动告知性伴或配偶。

故意传播艾滋病违反国家法律法规，需要承担相应的法律责任。《艾滋病防治条例》规定，"艾滋病病毒感染者或者艾滋病病人故意传播艾滋病的，依法承担民事赔偿责任；构成犯罪的，依法追究刑事责任"。《最高人民法院、最高人民检察院关于办理组织、强迫、引诱、容留、介绍卖淫刑事案件适用法律若干问题的解释》规定，"明知自己感染艾滋病病毒而卖淫、嫖娼，或明知自己感染艾滋病病毒,故意不采取防范措施而与他人发生性关系,致使他人感染艾滋病病毒的,依照刑法第二百三十四条第二款的规定,以故意伤害罪定罪处罚"。

中国疾病预防控制中心性病艾滋病预防控制中心

教育部全国学校预防艾滋病教育专家组

2021 年 11 月

附录三　艾滋病防治宣传教育核心信息（男男同性性行为人群部分节选）

5.1 危害性认识

（1）艾滋病是一种危害大、死亡率高的传染病，目前不可治愈、无疫苗预防

感染艾滋病病毒后，人体的免疫系统会遭受严重破坏，导致一些机会性致病菌侵入人体引发严重疾病甚至引起死亡，对人身健康危害巨大且病死率很高。目前为止，还没有发现治愈艾滋病的方法，全世界仍无预防艾滋病病毒感染的疫苗问世。

（2）男性同性性行为人群受艾滋病威胁大，哨点监测显示我国该人群艾滋病病毒感染率达到7%—8%。

截至 2018 年底，我国报告的现存活艾滋病病毒感染者 / 艾滋病病人 86 万例；2018 年新发现的艾滋病病毒感染者 / 艾滋病病人 14.9 万例，平均每小时新发现 17 例艾滋病病毒感染者 / 艾滋病病人，其中性传播比例达到 95%，男性同性性传播占 23%；2018 年报告死亡病例 3.8 万例。

（3）艾滋病需要终身治疗，会给家庭和个人造成一系列沉重负担

艾滋病感染者需要终身服用抗病毒药物，不能停药。长期服药不仅会对肝、肾等器官产生一定副作用，由此产生的治疗费用还会给家庭和个人造成负担。此外，社会对艾滋病病人仍存在一定程度的歧视，也常常给艾滋病患者带来沉重的精神负担。

5.2 预防知识

（1）性行为中坚持正确使用安全套，可有效减少感染、传播艾滋病和性病的危险

坚持正确使用安全套可以在男性同性肛交性行为中发挥安全套物理阻隔作用，防止精液或前列腺液内的艾滋病病毒经肛肠粘膜进入体内。安全套预防性病、艾滋病传播的效果确实、可靠，已得到大量科学研究和长期疾病防控工作的证实。

（2）远离毒品特别是新型毒品以及助性剂（如 RUSH 等）会减少经性途径感染艾滋病病毒的危险

吸食与使用新型毒品，可以抑制或兴奋人的中枢神经，使人产生幻觉，从而增加高危性行为的可能，如无套肛交等。同理，助性剂（如 RUSH 等）可以令人心率增加，血压上升，面部、上身泛红发热，产生类似性高潮的生理感觉，精神亢奋，增加高危性行为的风险。不仅如此，频繁使用 RUSH 还会对身体健康产生损伤，要主动远离新型毒品和助性剂。

（3）定期筛查艾滋病病毒和到正规医疗机构规范诊治性病可降低感染艾滋病病毒的风险

性病病人感染艾滋病的危险比非性病病人要高很多，这是因为感染性病会在生殖器部位形成炎症或溃疡，而有病变的部位给艾滋病病毒敞开了大门，使艾滋病更容易入侵。特别是像梅毒、生殖器疱疹等以生殖器溃疡为特征的性病病人感染艾滋病的危险性更高。定期筛查梅毒等性病，并到正规医疗机构规范诊治会降低艾滋病感染风险。

（4）暴露后 72 小时内尽早使用阻断药可减少艾滋病病毒感染的风险

发生暴露后，比如同艾滋病病毒感染者发生了无保护的性行为，可以使用药物进行阻断。暴露后预防用药可以有效降低感染艾滋病病毒的风险。

服药周期：28 天。

服药种类：艾滋病病毒感染者抗病毒治疗的药物，根据当地药品的可及性及医生评估后开具用药方案。

服药效果：服药时间越早，保护效果越好。首次服药不超过暴露后 72 小时。

5.3 检测与治疗

（1）不能通过外表判断一个人是否感染了艾滋病病毒，检测是唯一判断方法

艾滋病感染者有长达 6—8 年的潜伏期，其间多数人和正常人在外表上是一样的，无法从外表上看出感染与否。即使有人有一些症状，也并非艾滋病感染者所特有，仅凭这些症状不能确定其感染艾滋病。因此，感染艾滋病病毒无法从身体外表或自身症状来判断。要想了解是否感染艾滋病病毒，只能通过检测，这是唯一的途径。

（2）从发生高危性行为（如无套肛交）到可以检测出是否感染艾滋病病毒需要一段时间，这段时间叫作窗口期

艾滋病病毒感染的窗口期是指从艾滋病病毒感染人体到感染者血清中的艾滋病病毒抗体、抗原或核酸等感染标志物能被检测出之前的时期。目前常用的艾滋病病毒抗体检测的窗口期为 3—12 周，艾滋病检测的适宜时间为发生高危行为 3 周后及早进行，如果检测为阴性，在发生高危行为 12 周后再进行一次检测。

窗口期感染者的血液不仅已有感染性，而且由于处在感染急性期，体内病毒载量高，此时发生高危性行为造成二代传播的风险更大。

（3）定期进行艾滋病检测与咨询，早知晓、早预防、早治疗

艾滋病病毒感染有窗口期，即使已经感染，在窗口期内仍无法检测到病毒。建议每三个月检测一次。定期检测，不仅可以随时了解自己的健康状况，而且一旦发现阳转（由阴性变成阳性），也可以在第一时间介入抗病毒治疗，从而极大地降低健康受损的速度，提高自身生活质量。

（4）疾控中心、医院等机构均能提供保密的艾滋病检测和咨询服务

国务院《艾滋病防治条例》规定，国家对个人接受自愿咨询检测的信息保密。各地疾控中心自愿咨询检测门诊（VCT）提供免费艾滋病咨询和检测服务；各地县级以上医院、妇幼保健机构和部分基层医疗机构（社区卫生服务中心、乡镇卫生院）也提供检测服务，个人还可以购买自我检测试剂进行检测，

如果检测阳性，要及时到医疗机构、疾控中心确诊。

（5）感染艾滋病病毒后及早接受抗病毒治疗可延长生命、提高生活质量、减少艾滋病病毒传播

一旦感染艾滋病病毒，病毒复制即开始，全身多器官的损害就会发生，及早治疗能降低上述损害的发生机会；及早治疗的病人免疫功能恢复到正常水平的可能性很大，如果免疫功能保持正常水平，感染者预期寿命可以接近正常人。而且，服药抑制了病毒复制，能够帮助维持 CD4 细胞水平，保持较好的身体状况，提高患者的生活质量，减少艾滋病病毒传播。

（6）艾滋病抗病毒药物需要终身服用，未经医生允许随意停药容易使身体产生耐药性

一旦感染艾滋病并开始接受抗病毒治疗，就需要终身服用抗病毒药物。通常来说，抗病毒药物应在医生的指导下，定时定点定量规律服用。服药初期，因个人身体情况不同会出现不同程度的药物反应，如轻微的头晕，恶心等，但症状会在短期内自行消失，切记不能因为身体出现药物反应而随意停药。随意停药容易使身体产生耐药性，从而增加治疗的难度。

5.4 法律法规

已知感染艾滋病后要及时告知与自己发生性关系者，故意传播艾滋病的行为既不道德，又要承担法律责任

艾滋病是一种传染病，艾滋病感染者有责任告知与自己发生性关系者自己的感染状态，并规范自己的相关行为以避免将疾病传播他人。故意隐瞒和传播艾滋病是一种极其不道德的行为，同时也违反了国家法律关于故意传播传染性疾病的规定，需要承担相应的法律责任。《艾滋病防治条例》第 38 条规定，"艾滋病病毒感染者和艾滋病病人不得以任何方式故意传播艾滋病"。《传染病防治法》第 77 条规定，"单位和个人违反本法规定，导致传染病传播、流行，给他人人身、财产造成损害的，应当依法承担民事责任"。

根据最高人民法院、最高人民检察院、公安部和司法部下发的《关于依

法严厉打击传播艾滋病病毒等违法犯罪行为的指导意见》（公通字〔2019〕23号），依法严厉打击，对明知自己感染艾滋病病毒或患有艾滋病而卖淫、嫖娼或者故意不采取防范措施与他人发生性关系致人感染艾滋病病毒的，依照刑法第二百三十四条第二款的规定，以故意伤害罪定罪；未致人感染艾滋病病毒的，依照刑法第三百六十条规定，以传播性病罪定罪，并从重处罚；明知他人感染艾滋病病毒或患有艾滋病而隐瞒情况，介绍与他人发生性关系，致人感染艾滋病病毒的，以故意伤害罪的同犯论处；明知他人感染艾滋病病毒或患有艾滋病，介绍其卖淫，同时构成卖淫罪、故意伤害罪的，依照处罚较重的规定从重处罚。

附录四　全国学校预防艾滋病教育专家共识

为贯彻党中央、国务院决策部署，落实《"健康中国 2030"规划纲要》《国务院关于实施健康中国行动的意见》《遏制艾滋病传播实施方案（2019—2022年）》《关于切实加强新时代学校预防艾滋病教育工作的通知》等有关文件精神，推进新时代学校预防艾滋病教育工作，促进青年学生身心健康，全国学校预防艾滋病教育专家组专家形成以下共识。

共识一：履行部门职责，健全协同合作机制

各级教育部门、卫生健康部门、疾病预防控制机构和学校进一步完善联防联控机制，协同推进学校预防艾滋病教育工作。教育部门会同卫生健康部门指导督促学校落实预防艾滋病教育工作，共同开展每年 2 次疫情通报和防控会商会议，开展联合调研与督导、联合师资培训和宣传活动。各级政府防治艾滋病工作办公室和卫生健康部门积极协调落实年度防艾经费中设立专项经费用于教育系统和各级各类学校预防艾滋病教育。疾病预防控制机构积极主动为学校开展预防艾滋病教育工作提供技术支持和专业指导。学校成立主要负责同志牵头的艾滋病防控工作领导小组，校内相关部门协调开展预防艾滋病教育工作，把学校落实预防艾滋病教育工作情况纳入教育评价考核。

共识二：建设学校预防艾滋病教育师资队伍，加强师资培训

在教育部领导下，全国学校预防艾滋病教育专家组发挥咨询、研究、评估、指导、宣教等作用。组织开展学校预防艾滋病教育研究，就学校预防艾滋病教育相关问题向教育部和当地教育部门提出专业、科学的咨询意见和建议。编写学校预防艾滋病教育师资培训大纲和培训教材（手册或指南），实施学校预防艾滋病

教育骨干国家级师资培训，支持和推进各地学校预防艾滋病教育师资培训工作。

共识三：开展多种形式的预防艾滋病宣传教育，做到人群精准化

编写适合学校预防艾滋病教育核心知识和教材，把艾滋病综合防治教育纳入教学计划，有效落实初中学段 6 课时、高中学段 4 课时的预防艾滋病教育时间。中等职业学校和普通高等学校学生每学年参加不少于 1 课时的预防艾滋病教育专题讲座，在新生入学体检时发放预防艾滋病教育处方，新生在入学教育时参加不少于 1 课时的艾滋病综合防治知识教育。针对处于不同心理、情感、行为阶段的学生群体开发针对性强的宣传材料，做到普适化、个性化。

丰富艾滋病教育手段和方法，充分发挥课堂教学的主渠道作用，向学生传播系统、科学的艾滋病知识。开展形式多样的防艾宣传活动，如网络共享课程、警示纪录片、主题影视、抗艾防艾情景剧、科普竞赛、校园抗艾防艾宣言和倡议等，使预防艾滋病教育入心入脑，提高学生预防艾滋病的内生动力。协调报纸、广播电台、电视台等媒体加大公益宣传力度，利用网站、"两微一端"等新媒体平台和网络直播平台加强推送。青年学生艾滋病防治知识知晓率达 95% 以上。

共识四：创新行为干预方法，倡导健康生活方式

预防艾滋病教育重在培养学生的健康行为习惯和抵御危险行为的能力。探索利用"互联网＋综合干预"等新手段，帮助学生识别易感染艾滋病危险行为、知晓寻求帮助的途径和方法。通过学生社团、学生志愿者等精准对接重点人群，开展易感染艾滋病危险行为干预、禁毒等同伴教育，将学生参与艾滋病防治志愿服务纳入学生志愿者服务管理和学生实践活动内容。强化健康行为意识，教育引导学生做自己健康的第一责任人。

共识五：推进艾滋病检测咨询，开展综合干预服务

卫生健康、疾控部门根据学校实际，因地制宜设立艾滋病自愿咨询检测

点、快检点、自助检测材料和安全套自动售卖设施，开展综合干预。大力宣传早期发现感染艾滋病的"四早"机制，引导有易感染艾滋病病毒高危行为的学生尽早接受咨询检测，落实早检测、早诊断。疾控机构建立完善青年学生艾滋病感染者援助、治疗流程，优化咨询和医疗服务，根据感染者的心理特点尽早开展一对一心理疏导，尽早开展免费抗病毒规范治疗，落实早援助、早治疗。

共识六：提供心理支持，共建和谐校园

卫生健康、疾控部门支持和配合学校医院（卫生室）、心理辅导室开展性生理、性心理咨询服务，不歧视艾滋病感染者。针对实际需求，为学生提供个性化的咨询服务，解答学生提出的有关艾滋病感染和传播的问题，帮助学生认识可能感染艾滋病的危险行为，帮助和引导有易感染艾滋病病毒高危行为的学生进行 HIV 抗体检测咨询，根据学生需要提供相应的专业心理咨询或转介服务。

共识七：以社会主义核心价值观为引领，树立健康第一理念

培养并强化学生的尊重意识、诚信意识和责任意识。学校在开展禁毒、防控烟草、急救、无偿献血、校园常见传染性疾病预防等师生健康教育活动中，融入艾滋病防治教育内容，多病共防，树立健康第一理念，提高风险意识，预防或最大限度减少危险行为的伤害。根据不同教育阶段开展性道德、性责任、性法治、拒绝不安全性行为等教育，引导学生树立正确的性观念和文明健康的婚恋观。

教育部全国学校预防艾滋病教育专家组

2021 年 7 月 9 日